常见病彻底医

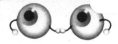

# 风湿

## 控制难以忍受的疼痛

主　编　（日）西冈久寿树（圣玛丽安娜医科大学）

翻　译　李敬平（河南中医学院外语学院）

翻译主审　杨英豪（河南中医学院亚健康研究所）

　　　　潘万旗（河南中医学院亚健康研究所）

河南科学技术出版社

·郑州·

版权所有，翻印必究
著作权合同登记号：图字16-2011-150

图书在版编目（CIP）数据

风湿／（日）西冈久寿树主编；李敬平译. —郑州：河南科学
技术出版社，2014.5
　（常见病彻底图解）
　ISBN 978-7-5349-6877-8

　Ⅰ.①风… Ⅱ.①西… ②李… Ⅲ.①风湿性疾病-诊疗-图解
Ⅳ.①R593.21-64

中国版本图书馆CIP数据核字（2014）第070169号

出版发行：河南科学技术出版社
　　　　　地址：郑州市经五路66号　邮编：450002
　　　　　电话：（0371）65737028
　　　　　网址：www.hnstp.cn
策划编辑：马艳茹
责任编辑：范广红
责任校对：王晓红
封面设计：李　冉
版式设计：孙　嵩
责任印制：朱　飞
印　　刷：郑州文华印务有限公司
经　　销：全国新华书店
幅面尺寸：140 mm×202 mm　印张：6.375　字数：100千字
版　　次：2014年5月第1版　　　2014年5月第1次印刷
定　　价：26.00元

如发现印、装质量问题，影响阅读，请与出版社联系并调换。

# 早期发现、早期治疗、坚持学习，和疾病做斗争

目前，在日本据说有100万人受到慢性风湿性关节炎的困扰。尽管有如此之多的患者，但我认为大家对慢性风湿性关节炎普遍没有正确的理解。

首先，容易误认为慢性风湿性关节炎是高龄者的疾病，但事实绝非如此。慢性风湿性关节炎在30～50岁的女性当中发病较多，是在子女养育、家务劳动、工作中最忙的时期多发的疾病。此外，这种疾病一旦发病就会困扰一生，因此大多数人会把它作为所谓的"疑难疾病"而产生恐惧。

我们要改变传统观点。倘若能够早期发现慢性风湿性关节炎，并开始适当的治疗的话，就可以把关节功能障碍控制在最小范围，从而避免引起日常生活不便的各种后遗症。

随着医学技术的日新月异，近来出现了各种早期检查的技术和疗效显著的药物，慢性风湿性关节炎的发病原因也被逐一发现。而且，同疾病巧妙斡旋的同时积极享受生活的患者也大有人在。

在这里，作为一名和广大患者一起同疾病做斗争的

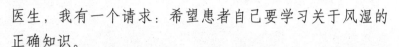

医生，我有一个请求：希望患者自己要学习关于风湿的正确知识。

因为，医疗工作者是治疗的辅助者，同疾病做斗争的说到底还是患者本人。

因为慢性风湿性关节炎的复杂性，治疗方法也因人而异。特别是药物治疗，是治疗方法的重中之重，即使同样的疾病，有时也会因患者的不同而服用不同的药物。这是因为针对药效和药物副作用有一定的个体差异。

近来，随着国民对医疗和医疗问题关注度的提高，一些媒体不负责任，会出现尚未确定的治疗的过度报道。信息当然应该尽快公开，患者在获得正确信息后便能接受更加专业的治疗，但是一些骇人听闻的报道会使患者陷入不安。随着信息化的进一步发展，今后，了解关于治疗的正确知识是至关重要的。

对文中出现的一些病名与专业术语，在文中以"*"符号标出，并在正文最后一章专门进行解释。

本书详细、明了地介绍了慢性风湿性关节炎的发病原因、治疗顺序、日常生活的注意事项以及最新的相关信息。在大家了解早期发现、早期治疗的重要性的同时，倘若能够使您对风湿的正确学习有所帮助，那么荣幸之至。

圣玛丽安娜医科大学疑难病症医疗研究所所长 西冈久寿树

# 目录

# 第1章

# 风湿是什么样的疾病？

**什么叫风湿？**

◆ "风湿"并不是一种单一的疾病

提起"风湿"，大家一般都会想起慢性的关节痛和关节变形等诸如此类的症状。这种被我们称作"风湿"的疾病，一般认为是"慢性风湿性关节炎"。但是，"风湿"在广义上来看，泛指关节以及关节周围的骨头、肌肉等的疼痛疾病。

因此，"风湿"实际上包含了各种各样的疾病，目前一般认为其包含的种类达到200种以上。其中"慢性风湿性关节炎"是大家所熟知的，除此之外还有皮肤和内脏等全身出现症状的"全身性红斑狼疮"、伴随疼痛并引起骨骼变形的"变形性关节炎"和以脚踇趾的剧痛而被大家所熟知的"痛风"等。这些疾病统称为"风湿性疾病"。

尽管所有的风湿性疾病都具有"关节以及关节周围的疼痛"这一共同症状，但是最近的研究逐渐查明了引起疼痛的各种各样的原因。本书对风湿性疾病中最让人头痛的"慢性风湿性关节炎"进行了详细的探讨，但是在此之前我们有必要了解一下风湿性疾病的全貌。因此，我们首先来看一下关于风湿的历史吧。

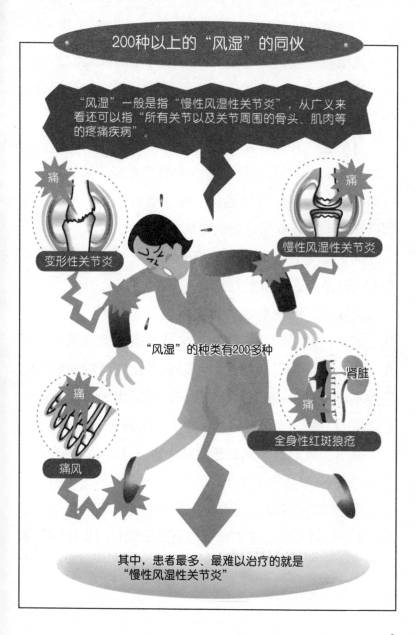

200种以上的"风湿"的同伙

"风湿"一般是指"慢性风湿性关节炎"，从广义来看还可以指"所有关节以及关节周围的骨头、肌肉等的疼痛疾病"。

痛

变形性关节炎

痛

慢性风湿性关节炎

"风湿"的种类有200多种

痛

痛风

肾脏

痛

全身性红斑狼疮

其中，患者最多、最难以治疗的就是"慢性风湿性关节炎"

◆ 由来已久的"风湿"

风湿这一疾病究竟是什么时候开始困扰人们的呢？对于这一点，目前尚无定论，但是可以确定的是至少从公元前就开始有风湿了。

科学家在7000年前的木乃伊中发现了痛风结节，而且在公元前100年的男性木乃伊中明确发现了被认为是痛风的标志——尿酸盐结晶。此外，变形性关节炎和风湿热也是历来被大家所熟知的疾病。

那么作为目前风湿性疾病的代表——慢性风湿性关节炎究竟是怎么回事呢？

实际上，即使查找古籍文献也几乎找不到慢性风湿性关节炎的相关记载。这与历来就被确定的痛风、变形性关节炎以及风湿热相比，可以说是比较新的疾病。但是并不能说这种疾病曾经不存在，只是因为可能被认为是痛风的一种，而没有得到具体分类的时期比较长。

原本，风湿这一病名是由希腊语（rheuma）演变而来，rheuma原意为"流出"。

根据被西方尊为"医学之父"的古希腊著名医生希波克拉底的体液学说，关节疼痛以及所有的风湿性疾病，都是由于脑部不良液体流向全身，从而积聚在关节而引起疼痛，风湿便因此而得名。

## 公元前就存在的"风湿"

### "风湿性疾病"是从公元前就存在的疾病

### "风湿"这一病名起源于希腊语中的"流出"

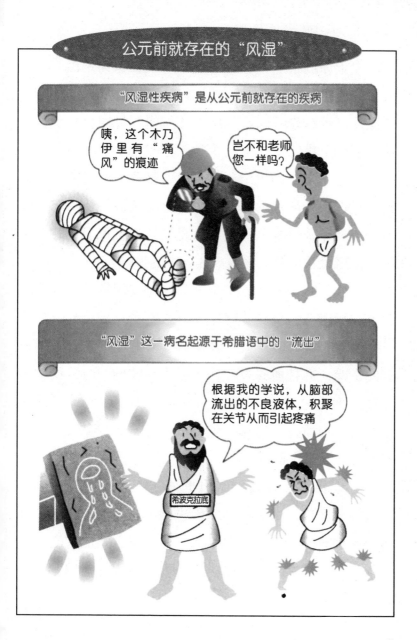

5

## ◈ 逐渐明朗的风湿性疾病的病因

由于原因不明，长时间以来风湿被认为是由"不良液体的流出"引起，并且被当成同类的疾病来处理。

而直到19世纪末，临床上才把慢性风湿性关节炎、痛风、风湿热、变形性关节炎清楚地区别对待。

19世纪末到20世纪，对于风湿性疾病的研究比较盛行。目前我们使用的"慢性风湿性关节炎"这一名词诞生于1907年，由噶路博士首次指出：慢性风湿性关节炎不同于痛风和风湿热，是单独存在的疾病。

而且，在1942年，克伦佩勒博士发现慢性风湿性关节炎、风湿热、全身性红斑狼疮、系统性硬化症、皮肌炎以及结节性多动脉炎*6种疾病具有共同的特点——血管的炎症。并把血管炎症作为以上症状的中心，统称为"胶原病*"。而且在患者血液中发现了称作"风湿因子"的蛋白质，所以逐渐把部分风湿作为"免疫异常引起的疾病"来对待。

与此同时，痛风的原因也被查明是高尿酸血症的"尿酸异常"。风湿热的病因也相继被查明，属于一种称为溶血性链球菌*的"感染症"。但是，目前已经找到了针对这两种疾病的有效治疗方法，因此能够完全治愈。

6

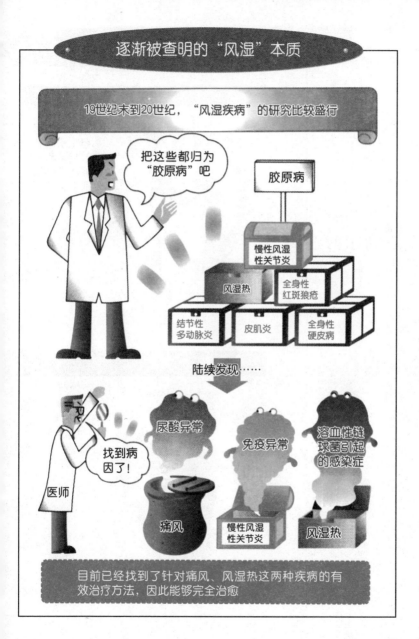

◆ 风湿的分类

根据风湿性疾病的基本原因，可以分为如右图所示的五大类。

### 风湿可以分为五大类

**由外伤或者年龄增长伴随的骨头和软骨变形引起**

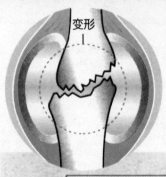

变形

因为外伤和老化引起关节骨头和软骨的变形从而引起疼痛

变形性关节炎
关节外风湿*的一部分

**由心理压力引起的心理性疼痛综合征**

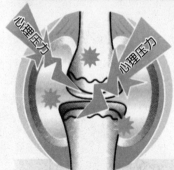

心理压力

心理压力

尽管身体上没有任何异常，也会因为心理压力产生疼痛，关节处产生刺痛感

肌肉风湿*的一部分（风湿性多肌痛）
慢性疲劳综合征*等

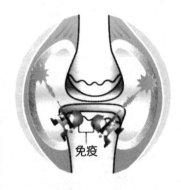

### 由免疫异常引起

原本具有抵御细菌、病毒等外敌入侵功能的"免疫"发生异常，开始攻击自身，从而引起炎症产生疼痛

慢性风湿性关节炎、全身性红斑狼疮、系统性硬化症、多发性肌炎等

免疫

### 由细菌、病毒感染引起

进入体内的细菌或者病毒导致关节炎症或者免疫异常

风湿热、瑞特综合征*、病毒性关节炎*、真菌性关节炎*、强直性脊柱炎*等

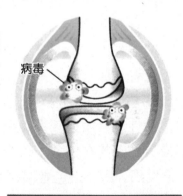

病毒

### 由代谢异常引起

体内物质的分解、吸收过程叫作"代谢"。因为代谢发生异常，尿酸、钙质等各类物质附着在关节，从而引起炎症或者疼痛

痛风、假性痛风*、甲状腺或甲状旁腺疾病*、糖尿病性关节炎*等

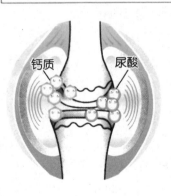

钙质　　尿酸

# 风湿性疾病的代表 "慢性风湿性关节炎"

## ◆ 全日本有100万患者受到风湿的困扰

听到"风湿"，大家首先想起的症状一定是关节疼痛或者关节变形。但是，困扰"慢性风湿性关节炎"患者的不仅仅是关节症状，还有低热、倦怠感、食欲缺乏等全身症状。如果病情进一步恶化，全身活动就会变得困难，因此患者也会认为"如此下去身体就不能自由活动了"，感到不安。

目前，据说整个日本有70万甚至100万慢性风湿性关节炎患者，而且随着高龄化的进一步发展，今后有逐年增长的趋势。此外，调查表明：患者中男女比例为1：4，女性患者明显较多，而且30～50岁女性患者的发病率最高。因为在家务、养育子女、工作等人生中最忙的时期发病，所以对患者造成了很大的困扰。

但是，这种疾病是怎么产生的呢？关于这一点目前还没有查明具体的病因。可以确定的是：发病原因与"病毒感染"和"免疫异常"有关。而且，除了慢性风湿性关节炎，全身性红斑狼疮、系统性硬化症等同样被认为是因为免疫系统异常而引起的疾病。

那么，免疫究竟起着什么样的作用呢？下面我们再进一步了解一下和风湿有着密切关系的免疫吧。

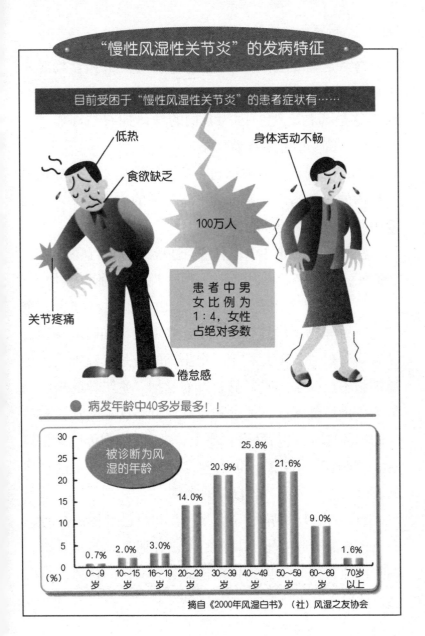

"慢性风湿性关节炎"的发病特征

目前受困于"慢性风湿性关节炎"的患者症状有……

低热

食欲缺乏

身体活动不畅

100万人

患者中男女比例为1：4，女性占绝对多数

关节疼痛

倦怠感

● 病发年龄中40多岁最多！！

被诊断为风湿的年龄

| 0～9岁 | 10～15岁 | 16～19岁 | 20～29岁 | 30～39岁 | 40～49岁 | 50～59岁 | 60～69岁 | 70岁以上 |
|---|---|---|---|---|---|---|---|---|
| 0.7% | 2.0% | 3.0% | 14.0% | 20.9% | 25.8% | 21.6% | 9.0% | 1.6% |

摘自《2000年风湿白书》（社）风湿之友协会

11

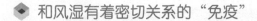 和风湿有着密切关系的"免疫"

各种各样的细菌和病毒通过空气、水和食物等不断地侵入我们的身体，但是我们并不会很轻易地感染生病。这是为什么呢？因为我们的身体拥有被称作"免疫"的防御功能在发挥着作用。

所谓免疫就是当被称为"抗原"的病原体等异物侵入体内的时候，产生被称为"抗体"的"武器"，从而攻击并排出异物的功能。

在和抗原的战斗中，有嗜中性粒细胞\*、巨噬细胞\*、T细胞\*、B细胞\*等淋巴细胞之类的"免疫细胞"参加。

当体内有异物侵入时，首先由嗜中性粒细胞逐个"吃"掉异物。但到一定程度，嗜中性粒细胞本身也会"爆炸"死去。因此，下一个出动的就是巨噬细胞。巨噬细胞不仅仅是"吃"异物，而且把"吃"掉的异物降解为免疫原性多肽，通过把免疫原性多肽黏附在具有凹陷的称为HLA\*的特殊蛋白质上，来向T细胞传达异物信息。T细胞调查信息，进而鉴定异物是自己（自己身体的成分）还是异己（非自身的物质）。

当T细胞判断异物（抗原）并非自己身体成分时，命令B细胞制造抗体，并开始攻击。而且，当身体有相同的抗原入侵时，因为体内已经具有对应的抗体，可以迅速地除去有害抗原。

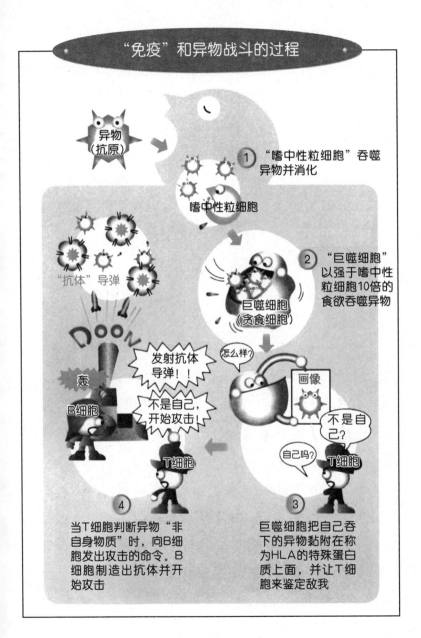

"免疫"和异物战斗的过程

①"嗜中性粒细胞"吞噬异物并消化

②"巨噬细胞"以强于嗜中性粒细胞10倍的食欲吞噬异物

③巨噬细胞把自己吞下的异物黏附在称为HLA的特殊蛋白质上面，并让T细胞来鉴定敌我

④当T细胞判断异物"非自身物质"时，向B细胞发出攻击的命令。B细胞制造出抗体并开始攻击

13

## ◆ 免疫系统会攻击自身吗？

如果前面介绍到的免疫系统发生异常的话，就会引起各种各样的疾病。比如，对杉树花粉产生过激反应的花粉症、对鸡蛋等成分产生的食物过敏等"过敏性疾病"，都是免疫系统的异常引起的。

这些过敏性疾病都是因为对侵入体内的异物产生过激反应而引起的疾病。其中，也有把自己的身体当成异物，从而产生对应抗体（自身抗体）的疾病，这样的疾病称为"自身免疫性疾病"。

慢性风湿性关节炎属于自身免疫性疾病的一种，风湿患者中70%都具有称为"免疫因子"的自身抗体。

原本抗体是由称作免疫球蛋白*的一种蛋白质构成。免疫球蛋白根据构造和性质的不同，分为IgG、IgA、IgM、IgD、IgE 5种。而且，一般认为风湿因子和IgG抗体发生反应。也就是说，风湿因子和为了保护身体而存在的抗体发生反应。

但是，有些健康的人身上也存在风湿因子，有些慢性风湿性关节炎的患者身上却没有风湿因子，所以并不能据此来确定风湿的原因。风湿因子和慢性风湿性关节炎有着密切关系这一点似乎没有错，但是普遍认为风湿的原因还掺杂着其他因素。

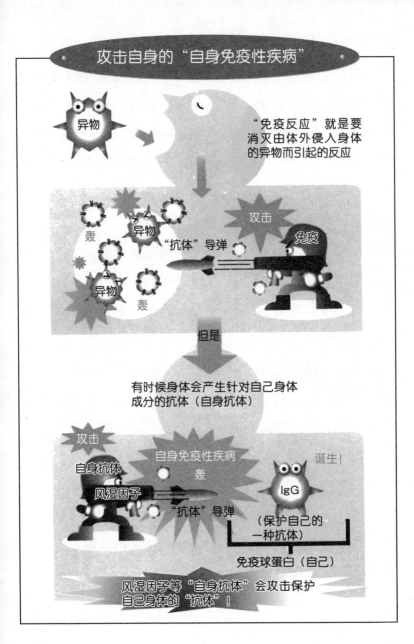

攻击自身的"自身免疫性疾病"

异物

"免疫反应"就是要消灭由体外侵入身体的异物而引起的反应

轰　异物　攻击

异物　"抗体"导弹　免疫

轰

但是

有时候身体会产生针对自己身体成分的抗体（自身抗体）

攻击

自身免疫性疾病　诞生！

自身抗体

风湿因子　轰　IgG

"抗体"导弹

（保护自己的一种抗体）

免疫球蛋白（自己）

风湿因子等"自身抗体"会攻击保护自己身体的"抗体"！

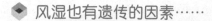 风湿也有遗传的因素……

在我们明白了慢性风湿性关节炎是自身免疫疾病之后，复杂的疾病机制也渐渐明了。而且，最近随着分子生物学的进展，基因层次的病因研究也得到了发展。

我们的身体全部由细胞构成。细胞的主要成分是各种各样的蛋白质，而决定蛋白质组合方式的是基因。简单来说，基因就是构成身体的"设计图"。

如果这个"设计图"产生某种差错，就会产生异常的蛋白质，从而就会引起各种各样的疾病。而且，我们逐渐查明了，慢性风湿性关节炎患者和健康人的基因有不同之处。

其中，最引人注意的是和免疫有着密切关系的HLA蛋白质的基因。慢性风湿性关节炎患者中，体内存在由DR4蛋白质构成的HLA（即HLA-DR4型）的人比较多，HLA-DR4型会使T细胞产生混乱，进而使免疫系统产生异常。

一般认为，引起这种异常的基因（HLA-DR4型）本身并不能引起疾病。其他的基因异常和各种各样的病毒互相影响才会引起慢性风湿性关节炎。

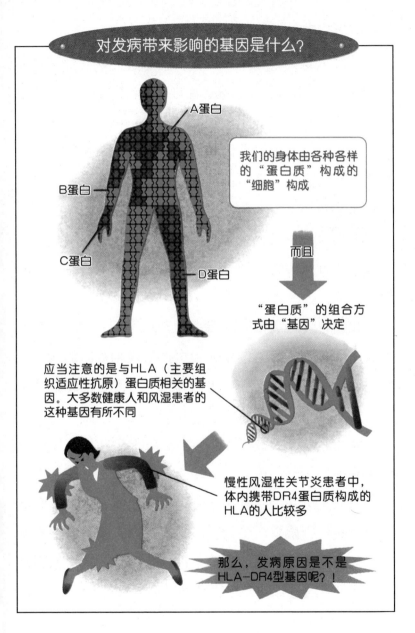

对发病带来影响的基因是什么？

我们的身体由各种各样的"蛋白质"构成的"细胞"构成

A蛋白

B蛋白

C蛋白

D蛋白

而且

"蛋白质"的组合方式由"基因"决定

应当注意的是与HLA（主要组织适应性抗原）蛋白质相关的基因。大多数健康人和风湿患者的这种基因有所不同

慢性风湿性关节炎患者中，体内携带DR4蛋白质构成的HLA的人比较多

那么，发病原因是不是HLA-DR4型基因呢？！

### ◆ 发病原因有"环境因素"吗?

不少人认为慢性风湿性关节炎是遗传病。如果像前面描述的那样，还有基因原因的话，我们也许会更加这样认为。

的确，具有同样基因的同卵双胞胎同时患风湿疾病的概率要比具有不同基因的兄弟姐妹高。此外，的确有慢性风湿性关节炎患者较多的家族。

但是，假设父母或者孪生兄弟（姐妹）当中只有一人患有慢性风湿性关节炎，子女和兄弟姐妹没有发病的情况也很多，因此不能算是遗传疾病。

此外，慢性风湿性关节炎的确和HLA-DR4型基因有着密切关系，但是健康人当中携带这种基因的比率大约为40%。另外，也有一些患者身上并没有携带这种基因。

因此，大家认为慢性风湿性关节炎的发病和环境因素有很大关系。比如，即使遗传了父母正常的基因，由于病毒感染基因受到损伤进而引发疾病；原本就有遗传的因素，因感冒、感染、压力、孕产、手术等原因发病；或者因为这些原因病情恶化等。而且，这个原因还意味着可以通过预防来控制风湿的发病和恶化。

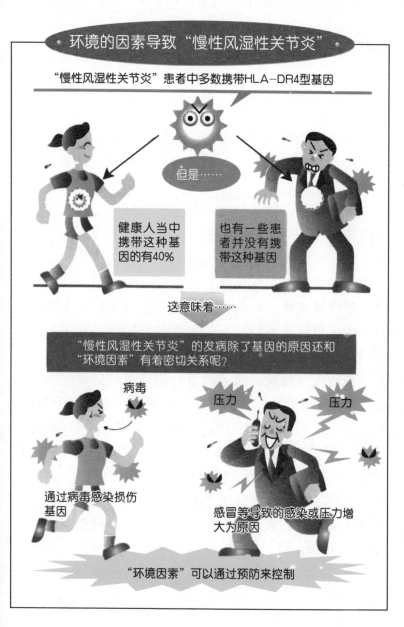

## 关节症状是如何产生的？

### ◆ 难以忍受的痛苦的原因是"炎症"

慢性风湿性关节炎的典型性症状有关节肿大和疼痛。而且，这种"肿大"和"疼痛"的原因是关节产生的"炎症"。

所谓炎症，就是针对外界各种各样的刺激，产生的保护我们身体的防御反应之一。比方说当我们受伤皮肤脱落时，皮肤组织就会尽力恢复为原来的样子。这也是一种防御反应（炎症反应）。炎症在受伤后立即开始，持续到修复完成。此外，在扭伤等情况下，在无法看到的肌肉中也发生炎症。而外伤和扭伤的疼痛和肿大、发热、发红都是炎症反应导致的结果。

和这一点相同，当体内有异物侵入时会产生炎症反应，而且一直会持续到把异物彻底消灭。痛风是风湿性疾病之一，痛风的情况下，作为异物的尿酸就会在体内过度堆积，这时体内开始攻击引起炎症。也就是说通过对这种尿酸过度堆积（高尿酸血症）的治疗可以控制症状。

但是，慢性风湿性关节炎情况下，攻击对象并不是异物而是自身的成分。因此铲除攻击对象就变得困难，所以没有彻底的治疗方法。

下面我们来看一下免疫攻击自身并在关节引起炎症的过程吧。

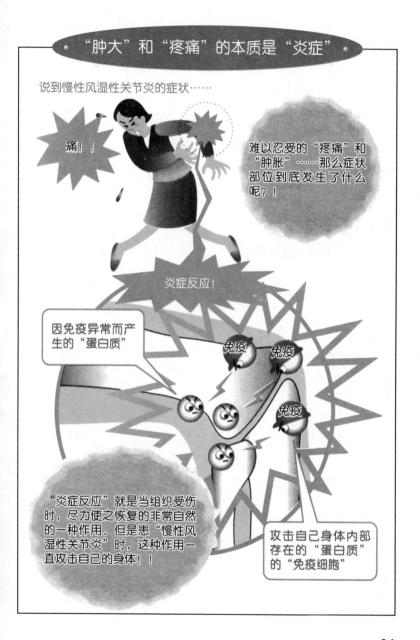

### ◆ 关节的构造和功能

在了解关节部位发生炎症的过程之前我们首先来认识一下正常的关节吧！这里我们简单地介绍一下。

所谓关节就是骨与骨的连接部分，全身共有68处。关节除了两个"骨""软骨"之外，还包括"滑膜""关节腔"、充满关节腔的"关节液（滑液）"以及包裹这些组织的"关节囊"。

组成关节的两个骨头并不是紧密连接在一起的，而是在骨与骨之间存在很小的间隙，其中充满着富有黏性的液体，称为关节液。此外，当关节活动时，处于骨头顶部的软骨发挥着减震的作用。

软骨，顾名思义，是含有约80%的水分并富有弹性的柔软的骨头。同时，含有一种称为"胶原"的链状纤维成分，保持着骨质强度。

但是，这种软骨会随着年龄的增长、磨损逐渐发生变化。特别是膝关节等承受身体重量的部位这种倾向更加明显，老化引起的风湿性疾病之一——变形性关节炎大部分就是从软骨的变化开始的。

另外，关节液即是使关节顺畅活动的润滑油，又承担着向软骨输送营养的任务。关节液由贴在关节囊最内侧的滑膜分泌，当滑膜处发生炎症时，关节处就会产生肿胀和疼痛。

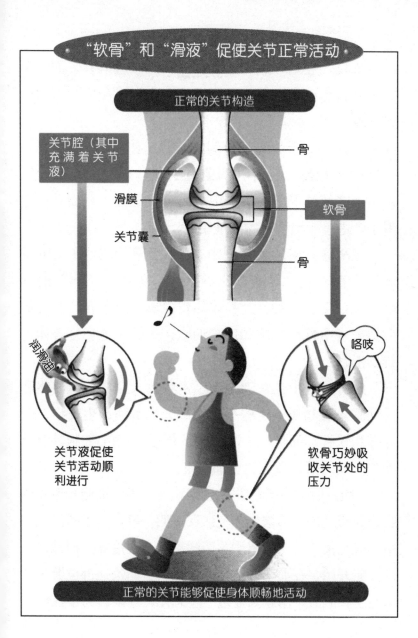

"软骨"和"滑液"促使关节正常活动

正常的关节构造

关节腔（其中充满着关节液）

滑膜

关节囊

骨

软骨

骨

润滑油

咯吱

关节液促使关节活动顺利进行

软骨巧妙吸收关节处的压力

正常的关节能够促使身体顺畅地活动

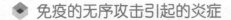

## 免疫的无序攻击引起的炎症

滑膜炎症是导致关节各种症状的罪魁祸首，而当免疫异常，也就是说免疫细胞开始攻击自己身体时就会引起滑膜炎症。

首先，由于受到某种刺激，T细胞等淋巴细胞和嗜中性粒细胞等各种各样的免疫细胞进入滑膜。如此以来，大多数情况下，滑膜中会出现风湿因子，而且风湿因子会进一步出现在关节液中。

在滑膜分泌的关节液中，风湿因子和称为IgG的抗体结合在一起，转变为一种称为"免疫复合体"的物质。免疫复合体和称为补体的蛋白质再次结合，而补体会招来嗜中性粒细胞和巨噬细胞，开始对免疫复合体进行攻击。

此时，嗜中性粒细胞为了击垮敌人会释放溶酶体和前列腺素等物质，这些酶和物质会使滑膜产生炎症，破坏骨和软骨。而且这个过程如果有T细胞和B细胞等淋巴细胞参战的话，炎症会更加严重。

如此一来，关节腔里就会聚积含有炎症细胞和免疫细胞的关节液。关节液作为炎症反应的一种，其不断聚积的结果就是关节肿大，阻碍关节活动并产生疼痛。而且，一旦炎症开始，在血管内流动的血液就会向炎症部位聚集，从而互相刺激，滑膜炎症进一步恶化，逐渐转为慢性化。

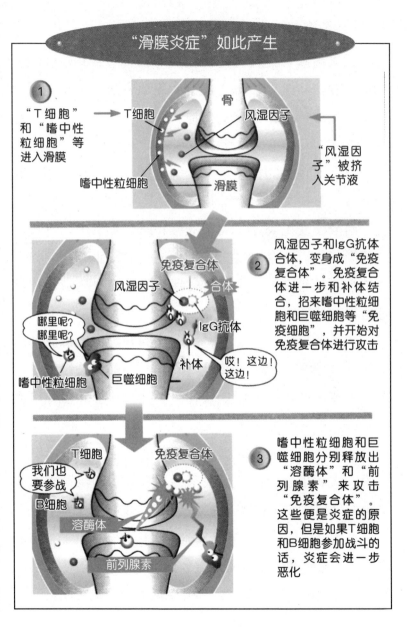

"滑膜炎症"如此产生

①
"T细胞"和"嗜中性粒细胞"等进入滑膜

骨
T细胞
风湿因子
嗜中性粒细胞
滑膜
"风湿因子"被挤入关节液

②
风湿因子和IgG抗体合体，变身成"免疫复合体"。免疫复合体进一步和补体结合，招来嗜中性粒细胞和巨噬细胞等"免疫细胞"，并开始对免疫复合体进行攻击

免疫复合体
风湿因子
合体
哪里呢？哪里呢？
IgG抗体
嗜中性粒细胞
巨噬细胞
补体
哎！这边！这边！

③
嗜中性粒细胞和巨噬细胞分别释放出"溶酶体"和"前列腺素"来攻击"免疫复合体"。这些便是炎症的原因，但是如果T细胞和B细胞参加战斗的话，炎症会进一步恶化

T细胞
免疫复合体
我们也要参战
B细胞
溶酶体
前列腺素

25

### ◈ 炎症导致关节变形

如果滑膜炎症转为慢性化，那么关节骨和软骨的破坏就会进一步加剧，不久关节会完全变形。关节一旦发生损坏和变形就不能恢复到原来的样子。所以，尽早地发现疾病并及早采取治疗来控制炎症非常重要。

那么，骨头的损伤是一个什么样的过程呢？下面我们来看一下从炎症开始到损伤以及变形的发展过程吧。

当滑膜发生炎症、关节液聚积时，骨头中的钙质就会逐渐流失。这个时候骨头损伤还没有真正开始，但有些情况下能够在X线片中观察到骨头里出现缝隙，也就是所谓的骨萎缩。

如果炎症进一步发展，滑膜细胞开始增生形成"肉芽*"。肉芽的一部分转变为称作"关节翳"的组织，附着在关节表面并开始侵蚀软骨。而且，软骨和软骨下面的骨头也将逐渐遭到破坏。

随着软骨和骨头的损坏，关节的咬合变得松垮，引起脱臼或者半脱臼。不仅关节活动变得不顺畅，肌肉和肌腱的伸缩也变得糟糕，关节逐渐变形。

不久之后，关节软骨将完全消失，关节则更加容易发生变形。有时两个骨头完全长合在一起，关节不能活动；有时两个骨头会出现脱离，摇摇摆摆地失去稳定性。

## 从炎症到变形的过程

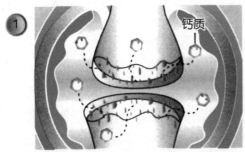

滑膜发生炎症、关节液聚积时,骨头的钙质就会逐渐流失。有时可以观察到骨头出现缝隙的"骨萎缩"

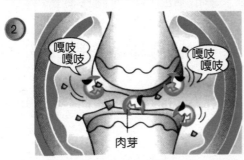

滑膜细胞增生形成"肉芽"。附着在软骨表面侵蚀软骨,开始破坏软骨和骨头

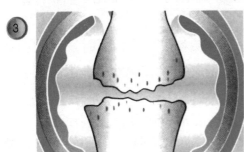

随着软骨和骨头的破坏,关节咬合变得松垮,引起脱臼和亚脱臼。同时,由于肌肉和肌腱的伸缩变得糟糕,导致关节变形

## ◈ 慢性风湿性关节炎引起的关节变形

由于症状的发展导致的关节变形在手指和脚趾上比较多见，对日常的生活带来障碍。在慢性风湿性关节炎中，下列变形比较多见。

**手指**

扣眼型变形——是由于手指第2关节发生的炎症所引起的变形，第2关节向掌心一侧弯曲，第1关节向掌背侧翻。

鹅头型变形——手指的第2关节向掌背侧弯曲，第1关节向掌心侧弯曲。和扣眼型变形相比，关节刚好往相反的方向弯曲。由于手指不能够往内侧弯曲，所以抓握的动作变得非常困难。

尺侧偏位——除了大拇指之外的4根手指全部从指根处向小拇指方向（尺侧）弯曲。

Z型变形——大拇指关节外翻，像"Z"字一样发生变形。

**脚趾**

蹈趾外翻——蹈趾趾尖向其余4趾侧弯曲，蹈趾趾根向外突出。

槌头脚趾——是容易和蹈趾外翻同时发生的脚趾变形。由于蹈趾以外的4根脚趾向蹈趾的方向发生变形，并向上拱起。

一旦开始发生这些变形就很难恢复到原来的样子，所以要警惕变形之前的疼痛、僵硬和肿胀等症状，及早治疗至关重要。

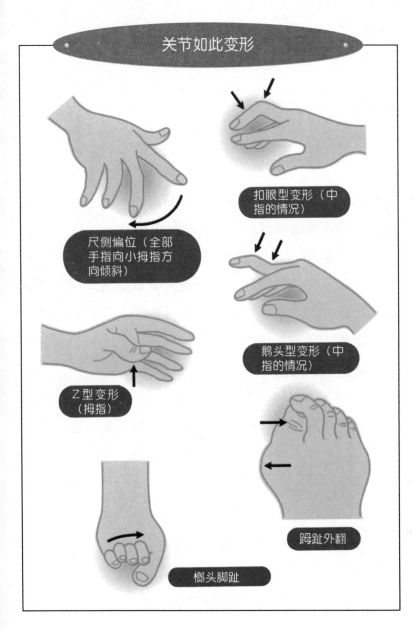

关节如此变形

尺侧偏位（全部手指向小拇指方向倾斜）

Z型变形（拇指）

扣眼型变形（中指的情况）

鹅头型变形（中指的情况）

踇趾外翻

槌头脚趾

## 风湿开始的症状有哪些？

### ◆ 慢性身体异常是信号

提起慢性风湿性关节炎，一般只会注意关节处出现的症状，实际上这是一种全身出现各种症状的疾病。而且症状的出现方式并没有一定的规律。尽管如此，突然出现关节疼痛这样典型症状的情况非常少。

大多数情况下，慢性风湿性关节炎的发展非常缓慢，在最初期的阶段会持续出现"食欲缺乏""身体懒惰""发热"等全身性的非典型性症状。尽管这种非典型性症状不容易把握，但是有时却可以作为慢性风湿性关节炎的发病最初信号。

此外，在感受到疼痛和肿胀之前往往可以感受到"僵硬"感。僵硬感是由于炎症部位的关节中聚积关节液而引起的。在慢性风湿性关节炎患者当中，特别是早晨感到僵硬的人似乎比较多。

如果能够很好地把握这些信号，求助早期诊断就能够有效地治疗。但是，这毕竟是很难自我发现的症状，实际上在典型性的症状出现之后才注意到的情况比较多。

下面我们将介绍关节症状的表现形式。

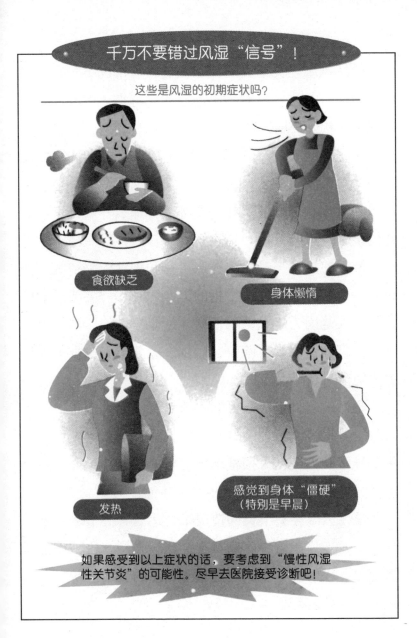

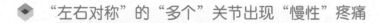

◆ "左右对称"的"多个"关节出现"慢性"疼痛

慢性风湿性关节炎的症状在大多数情况下，具有多个关节同时并且左右对称出现症状的特点。另外一个特征就是症状会长期持续。

这样的炎症称为多发性关节炎，最初的时候即使是一个关节发生症状，也会逐渐蔓延到全身的关节。相反，如果症状一直停留在一个部位，那么一般会考虑是其他疾病。

最初的症状一般会出现在手指和脚趾、手腕等一些小的关节处。特别是从手指的第2关节到第3关节逐渐肿大，有人是因为难以戴取戒指才发现异常的。紧接着，脚趾、脚腕、手腕、膝盖、肘部、股关节、颈椎等大的关节处会陆续出现症状。

此外，有时也会从大的关节处突然发生症状。日本人当中，很多人膝关节容易发生炎症，关节液聚积导致关节异常肿大。如果颈椎出现症状的话，神经会受到压迫，同时会发生麻痹等神经障碍的症状。

慢性风湿性关节炎的情况下，运动时关节承受重量时会非常疼痛。这种疼痛早上会比较强烈，白天在不断活动的过程中会减缓。这也属于典型的关节症状之一，绝对不能置之不理。

## "慢性风湿性关节炎"的疼痛类型

### "慢性风湿性关节炎"的症状"左右对称"出现

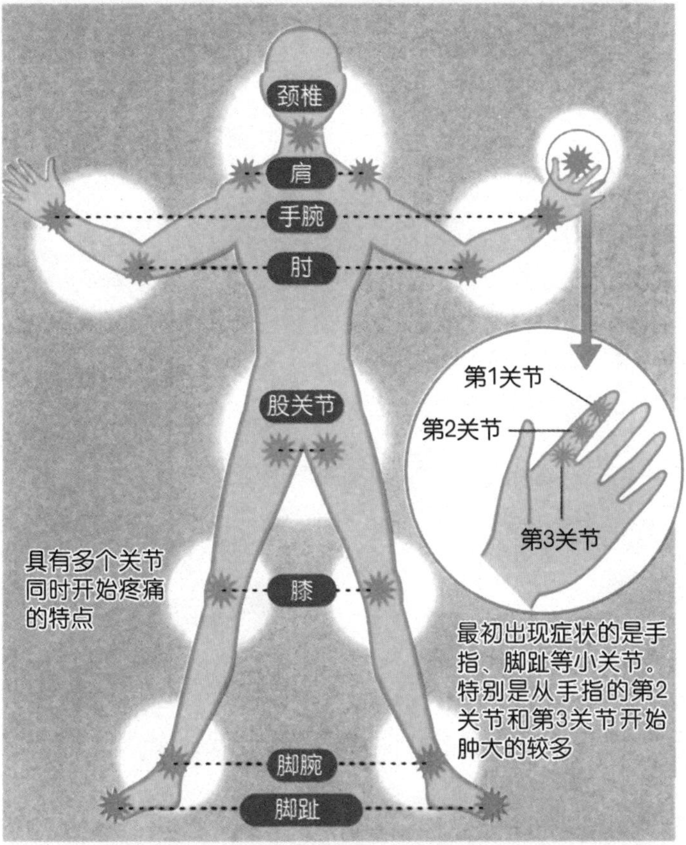

颈椎

肩

手腕

肘

股关节

膝

脚腕

脚趾

具有多个关节
同时开始疼痛
的特点

第1关节
第2关节
第3关节

最初出现症状的是手
指、脚趾等小关节。
特别是从手指的第2
关节和第3关节开始
肿大的较多

有时候也有从大关节开始出现症状的情况。
日本人当中膝关节容易出现症状

◆ 全身出现的各种症状

慢性风湿性关节炎的炎症蔓延全身的结果，除了关节症状以外，有时候会引起右图中出现的各种并发症。为了并发症的预防和早期治疗，有必要进行定期的检查。

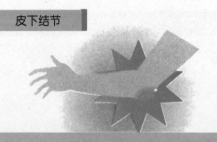

皮下结节

在慢性风湿性关节炎患者中有10%出现这种症状，别名也叫风湿结节，皮肤下长出1~2cm大小的硬块。在膝、肘、脚跟等容易受到突出的骨头压迫的部位出现。没有疼痛感，有时会变小或者消失

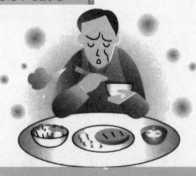

倦怠感、疲劳感

慢性风湿性关节炎患者经常会有全身倦怠感和疲劳感。在炎症严重时会出现低热、食欲缺乏和体重明显减轻的情况

## "慢性风湿性关节炎"的并发症

间质性肺炎　胸膜炎

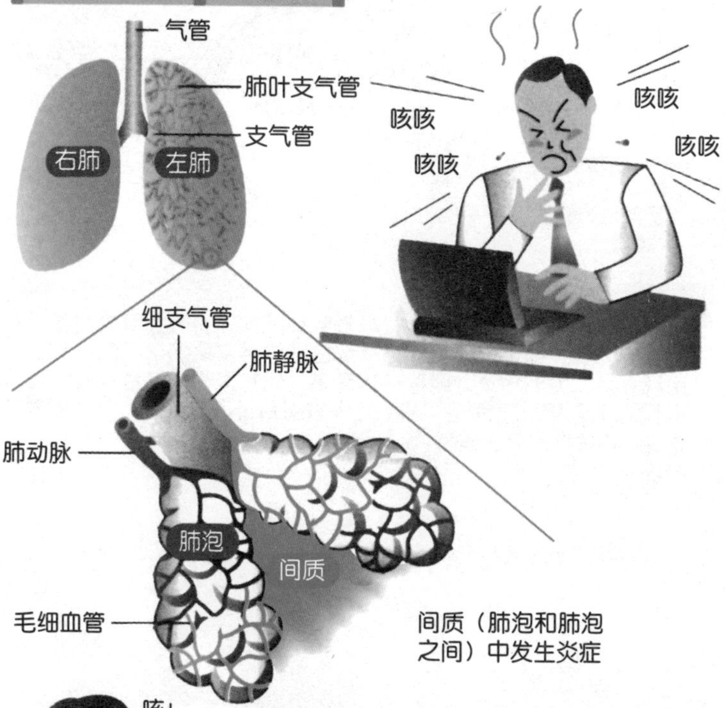

气管
肺叶支气管
支气管
右肺　左肺

咳咳　咳咳
咳咳　咳咳

细支气管
肺静脉
肺动脉
肺泡
间质
毛细血管

间质（肺泡和肺泡之间）中发生炎症

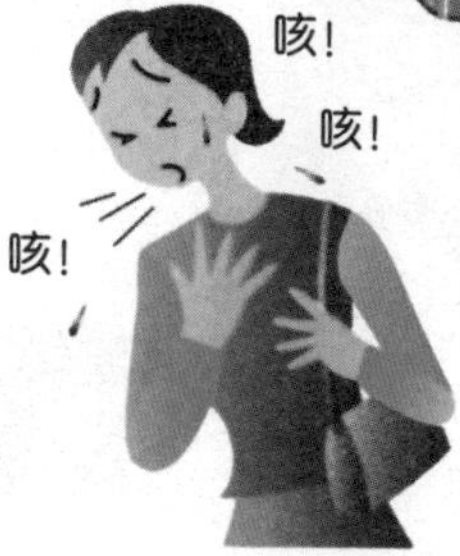

咳！
咳！
咳！

胸膜炎发生时，肺部会积水，并出现发热、咳嗽和胸痛症状。肺间质组织发生症状叫间质性肺炎。运动时会发生气短或者呼吸困难。如果间质进一步纤维化，就会转变成肺纤维化病，肺功能减弱

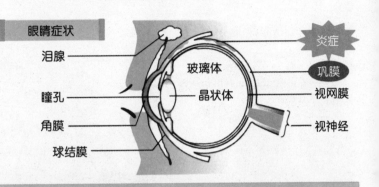

**眼睛症状**

- 泪腺
- 瞳孔
- 角膜
- 球结膜

玻璃体
晶状体

炎症
巩膜
视网膜
视神经

包围眼球的巩膜发生炎症时，角膜就会充血，有时会眼痛或者引起视力障碍。此外如果和舍格林综合征同时发病的话，泪腺就会出现炎症，流泪困难，眼球干涩疼痛。还有舍格林综合征有时会引起唾液腺*和腮腺*炎症，导致口干或者耳朵下方肿大。因为唾液减少，也会容易产生龋齿

**心肌炎*、心膜炎***

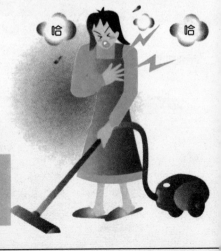

哈　　哈

流向心脏的血管如果发生炎症的话，就会引起心肌炎、心膜炎等疾病，出现心悸、气短、胸痛等症状

## 伴随血管炎症的症状

血管炎就是血管发生炎症，此时，全身的氧气和营养不能顺利输送，各处的脏器就会发生疾病，如此一来治疗就变得非常棘手。血管炎多发的慢性风湿性关节炎又称为"恶性风湿性关节炎"，被认定为疑难病症。恶性风湿性关节炎占慢性风湿性关节炎的0.7%～1%，发病率不高

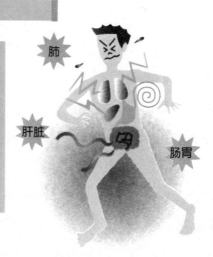

肺

肝脏

肠胃

## 贫血

好晕

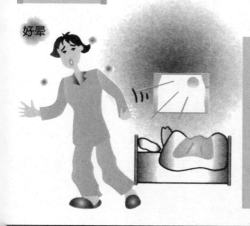

慢性风湿性关节炎患者中的贫血特征是，不仅血液中缺少铁元素，吸收铁元素的能力也很差。因此治疗时仅仅服用铁元素药物效果并不理想。不过，随着慢性风湿性关节炎的治疗，贫血也会得到改善

# 风湿会困扰患者一生吗？

◆ 早期发现、早期治疗比什么都重要

对于慢性风湿性关节炎患者来说，最让人闹心的就是疾病的发展过程。但是，在初期阶段，即便是专家也很难预测疾病的发展过程。为什么这么说呢？因为慢性风湿性关节炎的发展过程有各种各样的类型。

其中最多的一种类型就是"多周期恶化型"。这种类型疾病病情时好时坏，不断反复，最终渐渐恶化。同样是多周期类型，但是也有"多周期好转型"，症状如波浪一样反复，但是会逐渐好转。

此外，"单周期型"中，症状会持续数周或者数月，之后基本上不会再次发作。还有"发展型"，病情基本上不会出现好转，持续恶化。

不过，这4种不同的类型都是比较旧的分类方法。近来，一般都是力争在早期发现疾病，在初期阶段积极地展开治疗。通过早期治疗不仅可以改善症状，还可以控制疾病的发展。今后，多周期恶化型和发展型的病例一定会越来越少。

## "慢性风湿性关节炎"的4种发展类型

"慢性风湿性关节炎"的发展大致可以分为4种类型

**1 单周期型**

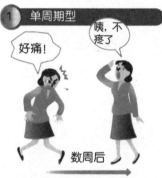

数周后

症状在持续数周或者数月后，看不到再次发作的类型

**2 多周期好转型**

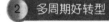
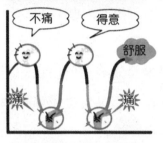

症状尽管会反复，但是逐渐好转的类型

**3 多周期恶化型**

症状时好时坏，不断反复，最终逐渐恶化的类型

**4 发展型**

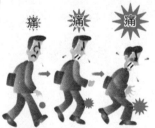

病情没有任何好转，持续恶化的类型

不过，以上4种类型属于比较旧的分类。目前通过早期治疗力图改善症状的"积极治疗"成为主流，恶化呈现减少的趋势

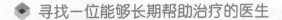

## ◆ 寻找一位能够长期帮助治疗的医生

虽说医疗水平有了很大的进步，但是慢性风湿性关节炎还是不能够彻底治愈的疾病。因此，一旦发病，就要有一辈子和它做斗争的准备。不能因为症状一度缓解而疏于检查，相反，也不能因为病情得不到改善就轻言放弃。

另外，症状和发病过程可以说因人而异。因此不必因为其他病友所服用的药物和治疗方法的不同而感到不安。作为医生也应该按照患者的具体情况选择最合适的治疗方法。

而且在和慢性风湿性关节炎做斗争的过程中最忌讳的就是中间停止服药，或者依赖毫无根据的民间偏方疗法。也有极少慢性风湿性关节炎的患者，出现症状消失，宛如彻底治愈一样，从此不再发病的情况。按照现在的观点来看，这是把患者误诊为"慢性风湿性关节炎"了。而通过一些民间偏方治愈的患者，一般也认为属于这种情况。

因为慢性风湿性关节炎不可能通过民间偏方治愈，所以必须注意不要受到这样错误信息的影响而中断治疗。而且，为了能够长期地接受适当的治疗，寻找一位能够信赖的专业医生非常重要。

被诊断为"慢性风湿性关节炎"之后……

如果被医生诊断为"慢性风湿性关节炎"，需要遵守以下几点。

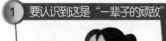

**1** 要认识到这是"一辈子的顽敌"

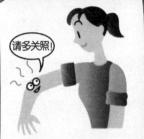

请多关照！

不要受到症状好坏的影响，耐心地坚持治疗

**2** 要专心自我治疗

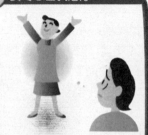

症状和发展方式因人而异。要充分信赖医生，专心治疗

**3** 不能相信毫无根据的"民间偏方"

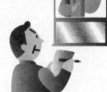

这个药非常有效！

不要受到错误信息的左右而中断医院的治疗和用药

**4** 寻找一位能够长期帮助治疗的医生

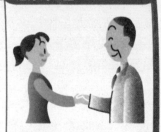

治疗是一个漫长的过程，可以信赖的医生是坚强的后盾

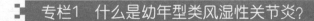

## 专栏1　什么是幼年型类风湿性关节炎?

慢性风湿性关节炎在正处于劳动年龄的女性中多发，一般认为在40多岁时最容易发病。但是小儿和老年人也会发病，特别是在16岁以下的儿童中发病的风湿性关节炎被称为"幼年型类风湿性关节炎"。

幼年型类风湿性关节炎中有"全身型（斯蒂尔型）""多关节炎型""少关节炎型"3种类型。而且各自的症状和发展过程有所不同。

其中全身型的典型性症状为发热，会反复出现40℃左右的高热。而且在发热的同时，还会出现米粒大小的"风湿疹"，但会在退热之后消失。全身型中，男女都会在2岁和10岁前后迎来发病高峰，其中的半数会慢慢转化为成人的慢性风湿性关节炎。

多关节炎型一般出现在10岁以上的女孩中，其症状和发展过程基本上与慢性风湿性关节炎相同。

不过，在骨骼成长过程中出现强烈症状时，主要担心会造成骨骼发育障碍。特别是在脊椎关节出现症状时，有可能会造成背部无法屈伸，所以最理想的做法就是尽早开始治疗。

少关节炎型属于欧美人多发、日本人中比较少见的类型。一般3岁以下的女童比较多见，但是10岁以上的男童也有发病的情况。多以单关节炎（一处关节发生炎症）的形式出现。膝关节、股关节等相对较大的关节容易出现症状。此外，有时候会和眼睛的症状"虹彩炎"同时出现，如果置之不理的话，会转变为"绿内障"，甚至会导致失明，所以应当引起注意。

因为"幼年型类风湿性关节炎"在少儿期发病，所以牵涉学校生活、升学、就业甚至婚姻等诸多问题，必须做好应对工作。这里我们在设计治疗方案时应该考虑到未来的种种情况，并冷静应对。

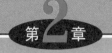

第2章

# 风湿的检查和诊断

**你的症状属于慢性风湿性关节炎吗？**

◆ 主动地自我检查症状有助于早期发现

如果能够在早期发现疾病并采取治疗就可以有效控制慢性风湿性关节炎的症状发展。而且，发现越早，治疗的效果就越显著。

但是，遗憾的是慢性风湿性关节炎的诊断并没有决定性的"症状"，特别是在早期阶段，即使是专业医生也会感到困惑。

比方说，在痛风发作时，激烈疼痛的症状和高尿酸血症这一原因非常明确，倘若证实了尿酸盐结晶引起疼痛的话，那么基本上可以确诊了。此外，在疑似结核时，如果能够证明结核菌存在的话，那么同样可以确诊为结核了。

慢性风湿性关节炎的原因并不明确，症状也非常复杂，没有决定性的症状，所以医生在听取患者描述时，患者正确地把握要点非常重要。比如，"现在有什么样的症状？过去都出现过哪些症状？"患者诉说的信息是做出诊断的重要线索。

因此，在疑似慢性风湿性关节炎时，很有必要在就医前正确把握自觉症状。为了能够在疾病早期采取适当的治疗，我们在后面介绍了自我检查的要点，提前领会一下吧。

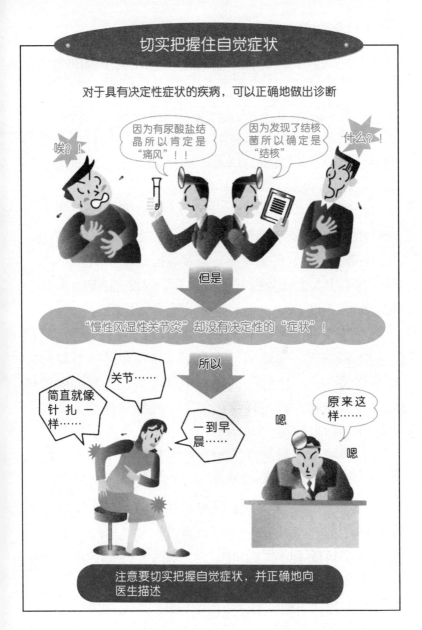

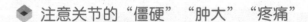

◆ 注意关节的"僵硬""肿大""疼痛"

首先，我们来确认一下慢性风湿性关节炎的典型性症状。

前面我们讲过了，当关节出现炎症时产生疼痛的过程。但是当炎症最初发生时，首先感受到的并不是疼痛而是"僵硬"的感觉。就是一大早起床后，感觉关节活动不灵便，肿胀、难以活动的状态。

如果这种"早起僵硬"出现在1个以上的关节，并且左右对称的话，那么就有慢性风湿性关节炎的嫌疑了。不过，在最初期这种早起的僵硬感会随着早起后的运动自然消失，所以有不少人会认为没有什么大不了而置之不理。如此一来，随着症状的发展，这种僵硬的时间会逐渐延长。

在慢性风湿性关节炎的疼痛中，有当关节运动时产生的疼痛——"运动痛"和当用手指按压关节部位时产生的疼痛——"压痛"两种类型。如果加上早起的僵硬感、左右对称同时出现疼痛的话，慢性风湿性关节炎的可能性进一步增加。

这些症状一般在手指和脚趾上出现，手指中一般出现在第2指骨间关节和掌指关节。

此外，当膝关节等呈现左右对称的"肿大"时，需要格外注意。

当症状持续6周以上时，应当接受医生的诊断。特别是在亲人中出现过慢性风湿性关节炎疾病的情况下，更要尽早地接受诊断。

## 风湿——关节症状的检查

如果怀疑患有"慢性风湿性关节炎"，那么来检查一下下面的3点吧！

**检查1 早起的"僵硬感"**

早起后总感觉着身体活动困难

当僵硬感呈左右对称出现时要格外注意！

**检查2 肿大情况**

膝关节等关节左右对称地肿大

**检查3 疼痛情况**

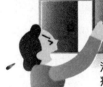

活动关节时的疼痛（运动痛）

按压关节时的疼痛（压痛）

如果有以上情况之一，应该接受诊断！！

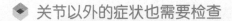

## ◈ 关节以外的症状也需要检查

慢性风湿性关节炎不仅是关节疾病，而是全身疾病。在做自我检查时，不要局限在关节部位，全身症状都应检查。而全身症状则非常复杂多样。慢性风湿性关节炎的炎症结果，既有全身症状，也有随着疾病的发展，作为并发症状而出现的症状。

在前面一章我们已经探讨过了，慢性风湿性关节炎有时会伴随各种各样的并发症状。当关节出现症状的同时出现贫血、视力低下、腮腺炎、流泪或唾液分泌困难、气短等症状时，在考虑慢性风湿性关节炎的同时也要考虑到并发症的可能性。

此外，淋巴腺肿大、寒冷时手指指尖变白的雷诺现象等，都是慢性风湿性关节炎患者中经常见到的症状。

另外，在关节出现症状之前，也有全身出现症状的情况。比方说，向医生描述"感冒时在低热后，全身各处关节开始疼痛，风湿症状出现了"的患者比较多，这种低热不能小觑。低热、疲劳感、倦怠感、食欲缺乏等模糊症状容易被当成感冒或者疲劳过度来对待，但是这些症状有时是慢性风湿性关节炎的征兆，需要注意。

有没有以上的类似症状，让我们切实地自我检查之后再来接受医生的诊断吧。

# 来检查一下全身症状吧！

慢性风湿性关节炎的症状不仅限于关节，
来检查以下其他症状和并发症状吧！

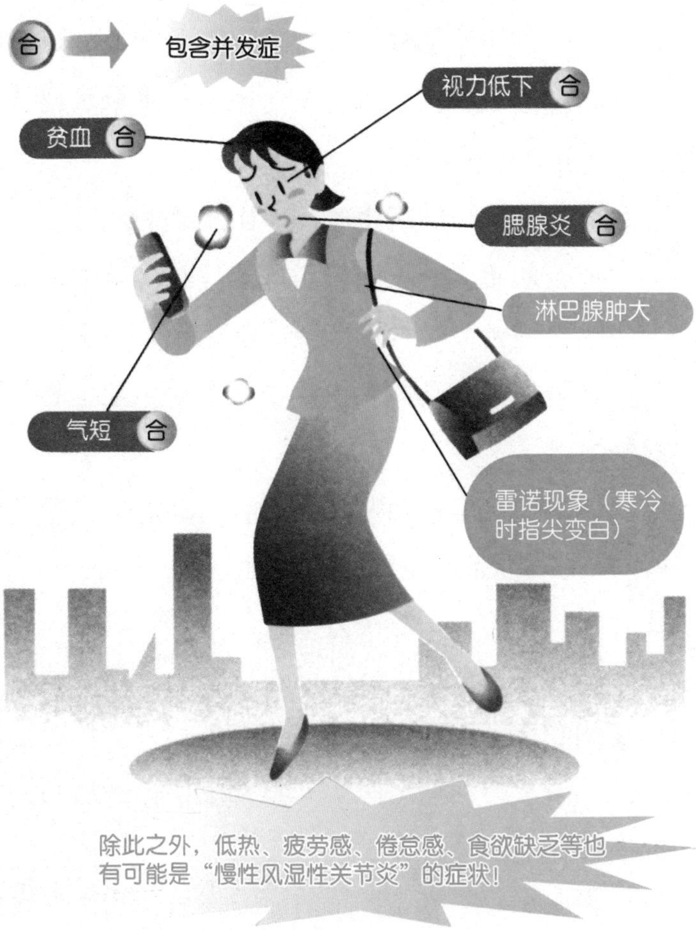

合 ➡ 包含并发症

视力低下 合

贫血 合

腮腺炎 合

淋巴腺肿大

气短 合

雷诺现象（寒冷时指尖变白）

除此之外，低热、疲劳感、倦怠感、食欲缺乏等也
有可能是"慢性风湿性关节炎"的症状！

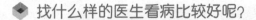

◆ 找什么样的医生看病比较好呢?

有时候尽管认定出现了若干慢性风湿性关节炎的症状,但是有不少患者却苦于不知道:"究竟去哪个医院就诊比较好呢?"

就如前面讲述的那样,慢性风湿性关节炎的诊断越是在早期就越困难,很多情况下医生也很难单单根据检查结果做出正确诊断。

那么究竟什么样的医生才能做出正确的判断呢?这一点与"能否从患者身上获得正确的信息"有着很大的关系。医生对慢性风湿性关节炎的临床经验越丰富,实现的可能性就越大。具体来说,"风湿科"是诊断并治疗风湿的门诊。

不过,慢性风湿性关节炎患者有运动能力衰退的情况,所以应该尽量地减少往返医院的负担。

此时,其中的一个解决方法就是首先听取社区医生的建议。在血液和X线片等检查的基础上,如果被诊断为内科疾病的话就继续接受治疗。但是如果被怀疑是慢性风湿性关节炎的话就请医生开具介绍信,然后到专业医疗机构就诊。

而且,在专业医生制订出治疗方案后,用于观察药物处方副作用的血液检查则可以在社区医生的指导下进行，然后再根据具体情况来决定是否再次接受专业医生的诊断，采取这种协作的治疗方式可以减少往返医院的负担。

对于慢性风湿性关节炎患者，坚持采取适当治疗比较重要。比如，即使症状有所减缓，定期地去医院检查也是不可缺少的。慢性风湿性关节炎的治疗会伴随患者一生，因此能否找到一位值得信赖的医生至关重要。

**如何配合医生准确诊断呢？**

◆ 问诊时会涉及哪些问题呢？

在慢性风湿性关节炎的检查中，单单凭借化验单的数据很难和其他疾病进行区分，所以患者的自觉症状就成为诊断的关键。

在初诊时，问诊过程中会被问到自觉症状和过去的病历等情况。为了能够正确诊断，患者必须能够对自觉症状向医生做出正确的描述。在问诊中，以下的问题会经常被提及。

什么关节出现什么症状？（僵硬感、疼痛、肿大）

什么时间感受到症状？

症状大致什么时间出现？

症状持续多久？

是否有倦怠感、发热、食欲缺乏等关节以外的症状？

是否有慢性风湿性关节炎的家族史？

目前有什么顽疾和过去有什么病史？

服用中的药物种类以及对药物的过敏史等。

为了在就医时能够顺利地回答这些问题，提前整理一下吧。

◆ 诊察和检查的流程

在初诊时，除了问诊，视诊和触诊可能会同时进行，此外也有可能会做出针对疾病的各种检查。为了方便地检查疼痛和肿大的关节，就医时最好穿着比较宽松的衣服。

慢性风湿性关节炎的检查主要有4种，包括血液检查、尿检查、关节液检查、X线检查。对于风湿因子、白细胞、红细胞、血沉、抗核抗体、免疫复合体等众多项目进行检查。

但是，大多数情况下仅靠一次检查并不能做出诊断，这时就需要观察病情发展情况并反复做检查。医生会根据检查的结果和从患者那里反馈的信息来综合考虑，鉴别是否属于慢性风湿性关节炎。

而且，在确诊为慢性风湿性关节炎之后，要根据检查结果反映出的炎症和关节破坏情况来制订治疗方案。治疗慢性风湿性关节炎时必须根据病情的变化来选择药物和治疗方法，所以即便是确诊之后也有必要进行定期的检查。如此来看，好像在疑似慢性风湿性关节炎之后要不断地接受检查。但是，这种检查获得的客观信息对正确的诊断和治疗有着至关重要的作用。下面我们再来详细地介绍一下各种检查的目的和相关内容。

**通过血液检查可以掌握哪些情况?**

◆ 用于确定诊断的主要检查

慢性风湿性关节炎中的血液检查一方面检查免疫情况,确定慢性风湿性关节炎的可能性,另一方面还可以通过结果来和其他疾病做出鉴别。

"慢性风湿性关节炎"中的血液检查,主要针对以下5点内容。

风湿因子就是针对自己的身体成分产生的一种抗体,是否含有风湿因子是判断慢性风湿性关节炎的基准之一。

不过,有些健康人即使没有任何症状却可能风湿因子检查呈现阳性。另外,有些慢性风湿性关节炎的患者,在几年内风湿因子检查结果都可能呈现阴性。

尽管风湿因子不能够作为判断慢性风湿性关节炎的决定性要素,但是可作为重要的参考

抗核抗体就是针对细胞核成分而产生的抗体。自我免疫疾病患者中呈现阳性,特别是全身性红斑狼疮的患者中有80%呈现阳性。此外,慢性风湿性关节炎患者当中有20%呈现阳性。在这个检查中呈现阳性的话,需要检查是否含有其他疾病的特有抗体,来最终判断是否属于慢性风湿性关节炎

## 通过血液检查可以了解到的内容1

### ①风湿因子

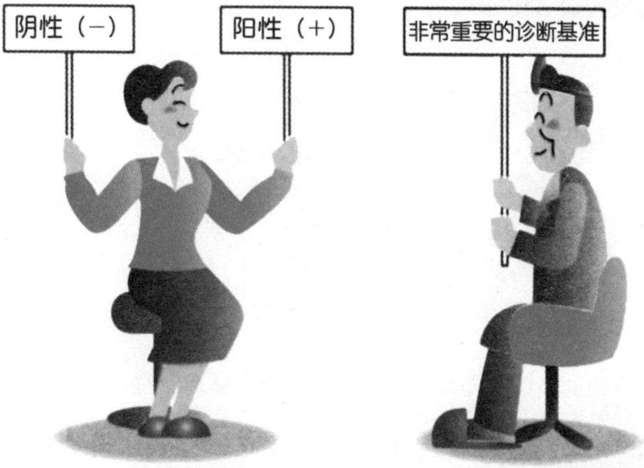

阴性（一）

阳性（+）

非常重要的诊断基准

### ②抗核抗体

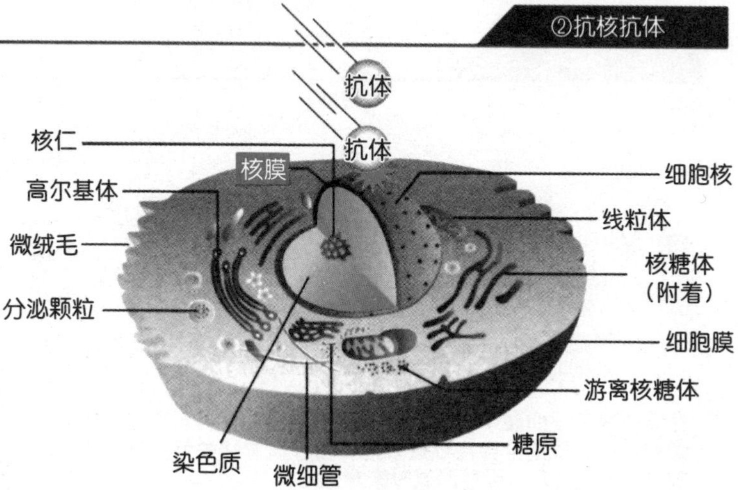

抗体

抗体

核仁

核膜

细胞核

高尔基体

线粒体

微绒毛

核糖体（附着）

分泌颗粒

细胞膜

游离核糖体

糖原

染色质

微细管

## 通过血液检查可以了解到的内容2

### ③免疫复合体

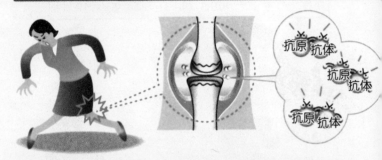

抗原和抗体结合而成的物质叫免疫复合体。这并不是慢性风湿性关节炎所特有的，在大部分自我免疫性疾病中都存在。不过，在慢性风湿性关节炎中，关节液当中存在较多。如果血液中大量检出时，需要确认关节以外的症状并考虑是否为慢性风湿性关节炎

### ④补体

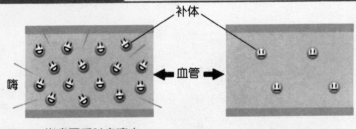

炎症严重时血液中的值会上升

炎症消退时恢复正常

补体是存在于血液中的蛋白质，和炎症有关。被大家熟知的血液中的补体下降是全身性红斑狼疮。慢性风湿性关节炎中，炎症严重时血中值上升，炎症消退时恢复正常

⑤血清蛋白的划分

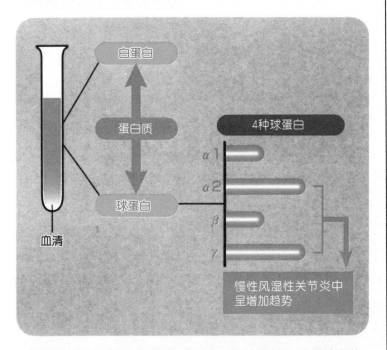

白蛋白

蛋白质

血清

球蛋白

4种球蛋白

α1

α2

β

γ

慢性风湿性关节炎中呈增加趋势

从血液中除去红细胞等细胞成分和称为血纤维蛋白的蛋白质之后的物质就是血清。血清中包含白蛋白和球蛋白两种蛋白质。其中球蛋白中又有α1、α2、β、γ 4种类型，而这4种蛋白的比率会随着疾病的不同而变化。慢性风湿性关节炎时，α2球蛋白和γ球蛋白有增加的趋势。特别是活跃型慢性风湿性关节炎患者，γ球蛋白增加比较明显

## ◆ 用于确定疾病发展程度的主要检查

慢性风湿性关节炎的治疗千差万别，需要结合每一位患者的症状进行针对性的治疗。而且，即使是同一患者，也要随着症状的变化，改变用药种类或者用量。为了确立治疗方针，掌握疾病的发展程度，即炎症的程度非常重要。

炎症的程度可以通过血液检查中的红细胞沉降率和C反应蛋白（CRP）来了解。

### 红细胞沉降率

在试管中把血液和凝固剂混合后放置，红细胞就会逐渐沉降到试管底部。这个沉降速度叫作血沉。1小时20毫米以下为正常值，但是当体内有炎症时沉降会变快。比较轻度的慢性风湿性关节炎患者沉降速度约为50毫米/时，当炎症严重时可能会超过100毫米/时。不过，慢性风湿性关节炎以外的疾病引起的炎症也会使数值上升，所以不能仅靠红细胞沉降率来断定。终归不过是检查炎症程度的一种方法。

### C反应蛋白（CRP）

当体内发生炎症时，血液中就会出现一种叫作C反应蛋白的特殊蛋白质。正常人的标准值为0.8~8毫克/升，显示为阴性，当产生炎症时数量会增加呈现阳性。和红细胞沉降率相比精度较高，而且炎症程度能够迅速地反映在数值上，是尽早掌握症状变化的重要依据。

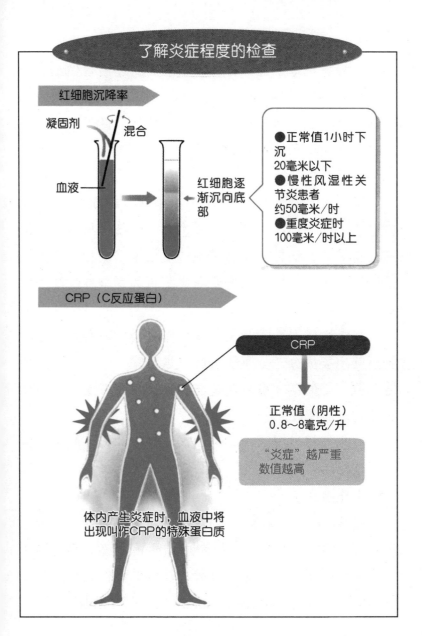

了解炎症程度的检查

红细胞沉降率

凝固剂 混合

血液

红细胞逐渐沉向底部

●正常值1小时下沉
20毫米以下
●慢性风湿性关节炎患者
约50毫米/时
●重度炎症时
100毫米/时以上

CRP（C反应蛋白）

CRP

正常值（阴性）
0.8～8毫克/升

"炎症"越严重数值越高

体内产生炎症时，血液中将出现叫作CRP的特殊蛋白质

◆ 需要定期检查贫血情况和药物副作用

从静脉抽取的血液称为末梢血，其中包含白细胞、红细胞、血小板3种细胞。通过对这些项目的检验可以掌握是否有贫血和风湿治疗药物的副作用。此外，也可以通过生化检验来判断风湿治疗药物的副作用。

**末梢血的相关检查**

正常人的情况下，1微升\*血液中含有4 000~9 000个白细胞，而慢性风湿性关节炎患者，即使在早期阶段也高于正常值，而且会随着风湿的发展增多。相反，如果这个值低于正常值时，就要考虑是否为因全身性红斑狼疮或者药物的副作用引起。

在慢性风湿性关节炎活跃发作时会伴随贫血，红细胞及其主要成分——血红蛋白含量下降。不过，这些数值急剧下降的话，有可能是药物副作用或者发生胃溃疡导致的出血所致。

血小板在风湿活性高时增加，减少的话一般考虑由药物副作用引起。

**生化检查**

慢性风湿性关节炎中，有些患者会因为药物副作用产生肝功能障碍。因此有必要定期做肝功能检查，重点确认GOT和GPT的检查结果。此外，药物的副作用也会对肾脏产生不良影响，可以通过血肌酐\*等检查了解肾功能。

## 贫血情况和药物副作用的检查

### 末梢血检查

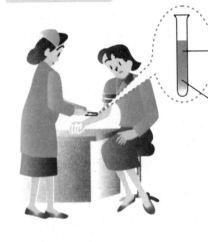

**慢性风湿性关节炎的情况**

● 白细胞的数量比正常值高出许多

● 红细胞和血红蛋白的数量下降。当这个数值急剧下降时说明有风湿以外的重要并发症

### 生化检查

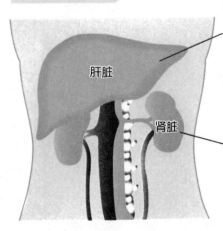

肝脏

肾脏

**慢性风湿性关节炎的情况**

由于药物副作用，有时会出现肝功能障碍，需要定期检查显示肝功能的"GOT"和"GPT"

药物的副作用也会造成肾功能障碍，可以通过"血肌酐"检查来了解肾功能

**其他的检查有哪些?**

◆ 通过关节液检查可以了解到什么?

关节部分由关节囊包围着,关节囊内最内侧的薄膜叫作滑膜。由滑膜分泌的液体叫作关节液。

慢性风湿性关节炎的炎症主要出现在滑膜处。而且当滑膜出现炎症时,因为从滑膜的毛细血管渗出血液成分,所以关节液就会增多。在膝关节等大关节中,正常情况下1毫升左右的关节液甚至会增加到100毫升。

此时,如果从关节处用针管取出关节液做检查就可以了解到各种情况。

其中,关节液的状态很重要。正常的关节液是透明的,触摸时能够拉成丝,是富有黏性的液体。当发生炎症时,就会变得不透明,黏度也会下降。痛风炎症中也会发生相同的变化,但是此时如果用偏光显微镜观察关节液,就可以看到有很多针状的尿酸盐结晶,据此可以断定为痛风。

如果进一步观察关节液的话,在慢性风湿性关节炎的情况下,基本上可以看到免疫复合体,除此之外还可以看到风湿因子以及和炎症有关的免疫细胞。另外,补体因为免疫反应不断被消耗,与血液相比含量要少很多。这些检查对于慢性风湿性关节炎的确诊起着重要作用。

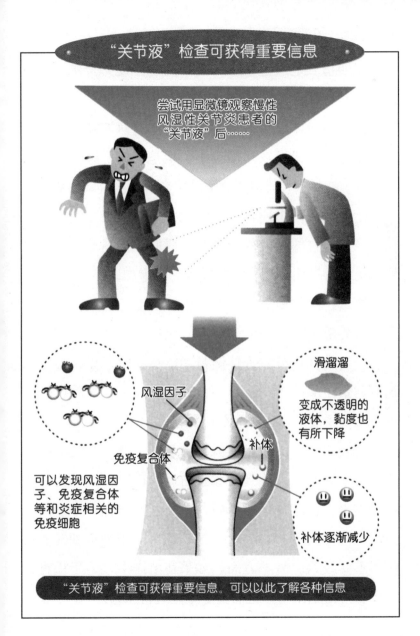

"关节液"检查可获得重要信息

尝试用显微镜观察慢性风湿性关节炎患者的"关节液"后……

风湿因子

免疫复合体

补体

滑溜溜

变成不透明的液体，黏度也有所下降

可以发现风湿因子、免疫复合体等和炎症相关的免疫细胞

补体逐渐减少

"关节液"检查可获得重要信息。可以以此了解各种信息

◆ 通过尿液检查可以了解到什么？

尿液检查是通过检查尿液中的成分及其含量，来判定肾功能是否正常。

我们的身体里不需要的废物，通过血液被运送到肾脏，过滤后被排泄在尿液当中。但是，当肾脏出现障碍时，就不能够顺利排泄或者尿液中会排出蛋白质和糖。

此外，尿液中还含有红细胞、白细胞等血液成分，以及经肾脏过滤后的残余细胞、脂肪、蛋白质等，当肾脏出现障碍等疾病时，这些成分就会增加。

那么，这些检查结果又和慢性风湿性关节炎有着什么样的关系呢？

当全身性红斑狼疮伴随肾功能障碍时，尿液中可以观察到蛋白质等各种成分。此外，痛风时，尿液中除了蛋白质，还能够检查出尿酸盐结晶。

一方面，在治疗慢性风湿性关节炎过程中长期服用药物时，如果尿检测到糖和蛋白质的话，一般认为是药物副作用引起的肾功能障碍。单凭尿液检查并不能做出慢性风湿性关节炎的诊断，但是却可以成为鉴别其他疾病的重要线索。另一方面，如果在治疗中，为了检查并发症和药物副作用，也需要定期地进行尿检。

## 通过尿检来判断"风湿"

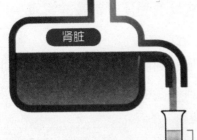

肾脏

体内的废物通过肾脏过滤，排入尿液。当肾脏出现障碍时，尿液中会出现蛋白质和糖

尿检和风湿的关系是……

尿检是鉴别"慢性风湿性关节炎"和其他疾病的重要线索

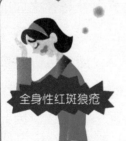

全身性红斑狼疮

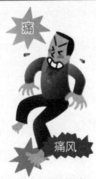

痛

痛风

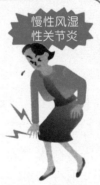

慢性风湿性关节炎

伴随肾功能障碍时，尿中可以测出蛋白质

尿中除了蛋白质之外，还能检查到尿酸盐结晶

由于长期使用治疗药物，当检测出糖和蛋白质时，一般认为是肾功能障碍

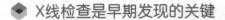

◆ X线检查是早期发现的关键

X线检查可以了解关节破坏程度，因此，不管是在诊断之前还是在检查疾病发展程度时都是非常重要的检查。

在风湿初期，可以观察到肿大的关节周围组织出现异常阴影。同时也可看到骨头变薄，或者出现可以观察到有裂纹的骨质疏松或者骨萎缩。

当病情发展时，软骨和软骨相连的骨头（软骨下骨）会逐渐遭到破坏，可以观察到软骨下骨被逐渐磨损吸收后的痕迹显示的阴影。观察时，这个阴影一定不能错过，因为关节的破坏就是从这个部分开始的。

随着骨质进一步遭到破坏，关节中骨与骨之间的缝隙逐渐缩小，不久两块骨头就会长在一起。如果到了这个阶段，关节的运动功能将完全丧失，而且可以观察到关节变形。治疗慢性风湿性关节炎的关键就是把关节的破坏控制在轻度范围内，不让病情进一步发展。因此要尽早地发现关节的变化，在早期采取适当的治疗。

在过去，即便是关节损坏发展到了一定程度也无法通过X线观察到，但是近来通过采用高感度的胶片，可以在早期发现慢性风湿性关节炎的病变了。

当感受到身体异常时，再接受一次检查吧！

## 通过X线观察到的"慢性风湿性关节炎"的关节变形

**初期**

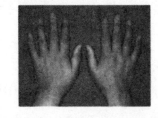 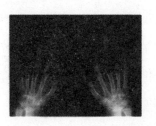

**末期**

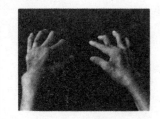 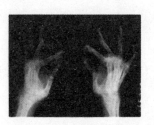

到了末期，骨与骨长在一起，产生大规模的关节变形，运动功能完全丧失。

重要的是，尽量在早期控制住关节破坏。如果感觉到身体异常，要尽快找专业医生做检查

**慢性风湿性关节炎的诊断困难吗？**

◆ 慢性风湿性关节炎的诊断标准

前面已经介绍过了，慢性风湿性关节炎要在问诊和检查结果的基础上慎重地做出诊断。

但是，慢性风湿性关节炎并没有特征性的症状，所以不能断定"因为有这个症状所以一定是慢性风湿性关节炎"。因此，大多数医院都是参考了1978年"美国风湿学会"所提出的诊断标准。

这个诊断标准中共有7个项目，其中倘若有4项以上症状符合标准，就可以诊断为慢性风湿性关节炎。

美国风湿学会的诊断标准：

1.早晨，至少1 h以上的僵硬感持续6周以上。

2.3个以上关节连续6周以上出现炎症。

3.手腕、手指的第2关节，以及手指的指根关节连续6周以上出现炎症。

4.左右对称的关节出现同样的症状。

5.肘和膝部等处出现皮下结节（风湿结节）。

6.在血液中检测出风湿因子。

7.在X线检查中，发现手关节的骨萎缩等变化。

　　不过，早期的慢性风湿性关节炎并不具备这些症状和检查结果，很多情况下很难做出诊断。尽管如此，如果是慢性风湿性关节炎的话，必须尽早地开始治疗，所以作为医生，也很难做出"不是慢性风湿性关节炎"的诊断。

　　这里，要根据7项中有几项符合来分阶段进行诊断。符合的项目即使在4项以下，在疑似慢性风湿性关节炎时，也要半年至少去一次医院，通过定期检查来确定诊断。

　　此外，日本厚生省把发病1年以内的慢性风湿性关节炎定义为"早期风湿"，制定了"早期风湿诊断标准"。

　　这个诊断标准由6项构成，如果其中4项以上符合标准则可以认定为慢性风湿性关节炎。不过，这些项目中的症状在其他疾病当中也曾出现，所以需要进一步做出检查，并彻底把握病情。

　　此外，以这个诊断标准为基础制作了采用是和否回答的诊断标准。这个称为"早期风湿CT法"，一边用是和否做出回答，一边区分究竟是否为慢性风湿性关节炎。因为这是比较简单的测试，所以担心患有慢性风湿性关节炎的人可以首先通过这个测试来做个自我诊断。即便感到略微可疑时，也应再次去医院接受检查。

# 各种各样的风湿诊断标准

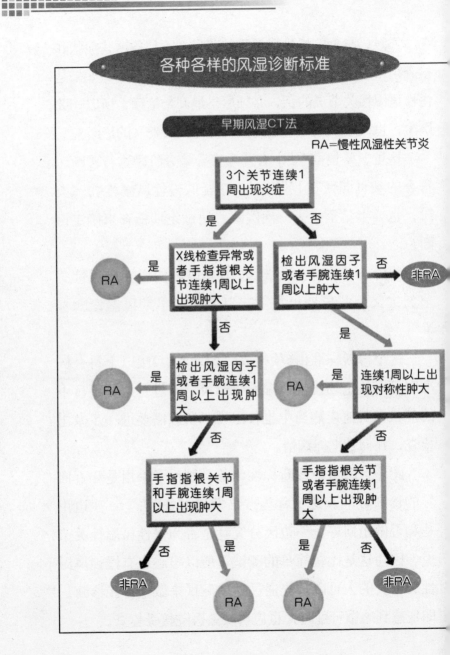

早期风湿CT法

RA=慢性风湿性关节炎

3个关节连续1周出现炎症

是 ── X线检查异常或者手指指根关节连续1周以上出现肿大 ── 是 → RA

否 ── 检出风湿因子或者手腕连续1周以上肿大 ── 否 → 非RA

X线检查异常或者手指指根关节连续1周以上出现肿大 ── 否 → 检出风湿因子或者手腕连续1周以上出现肿大 ── 是 → RA

检出风湿因子或者手腕连续1周以上肿大 ── 是 → 连续1周以上出现对称性肿大 ── 是 → RA

检出风湿因子或者手腕连续1周以上出现肿大 ── 否 → 手指指根关节和手腕连续1周以上出现肿大

连续1周以上出现对称性肿大 ── 否 → 手指指根关节或者手腕连续1周以上出现肿大

手指指根关节和手腕连续1周以上出现肿大 ── 否 → 非RA

手指指根关节和手腕连续1周以上出现肿大 ── 是 → RA

手指指根关节或者手腕连续1周以上出现肿大 ── 是 → RA

手指指根关节或者手腕连续1周以上出现肿大 ── 否 → 非RA

70

日本的"早期风湿诊断标准"

1 早起后关节僵硬持续15分钟
以上，而且状态持续1周以上

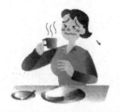

4 左右对称的关节肿大持续
1周以上

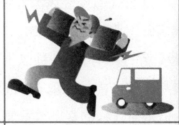

2 全身3个关节以上出现1周以
上的肿大

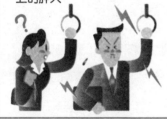

5 血液检查中风湿因子呈现
阳性

阳性

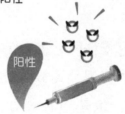

3 手腕和手指的第2、第3关
节，或者脚趾和脚趾根关节
出现1周以上的肿大

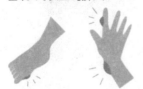

6 X线检查中，手或脚关节
出现异常

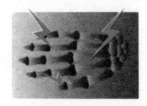

**容易和慢性风湿性关节炎混淆的疾病有哪些?**

◆ 表现出类似症状的疾病有很多

由于和慢性风湿性关节炎具有类似症状的疾病有很多，所以当疑似慢性风湿性关节炎时，对出现类似症状的疾病做出鉴别尤为重要。以关节疼痛为症状，称作风湿性疾病的种类有200种以上，其中包括风湿热和痛风等疾病。倘若能够采取正确的治疗是完全可以治愈的疾病，但是对疾病的鉴别很重要。

这里我们来介绍一下容易和慢性风湿性关节炎混淆的疾病吧。

◆和慢性风湿性关节炎属于同种类型的疾病

慢性风湿性关节炎和以下疾病的关节疼痛这一症状很相似，但是还有各自不同的症状，可以通过细致的检查来区分。

**全身性红斑狼疮**

全身性红斑狼疮可以说是结缔组织病的代表。女性居多，10～20

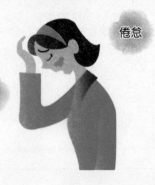

**全身性红斑狼疮**

倦怠

易发热

72

岁迎来发病高峰。主要症状除了发热、倦怠感外，还有在两颊出现蝶状的红斑（蝶形红斑）。关节炎为多发性，但是不会造成骨质损坏。

**系统性硬化症**

系统性硬化症又称为全身性硬化症，其特征为全身皮肤变硬。也容易引起多发性关节炎，发展下去会造成关节变形。此外，也会出现寒冷时手指指尖变白、严重时会变成红紫色的雷诺现象。

**干癣性关节炎**

干癣性关节炎是一种干癣皮肤病和关节炎并发的疾病。干癣发病时，皮肤和指甲出现红斑，之后表面干燥并变成银白色。关节炎症状左右对称发生，骨质会遭到破坏。

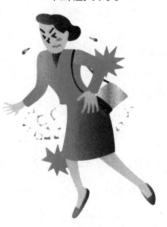

干癣性关节炎

**多发性肌炎、皮肌炎**

全身的横纹肌*出现肌肉炎症，肌肉力量衰退。一般会因为无法用劲儿、手足乏力而被引起注意。不单是肌肉症状，有时皮肤也会出现红斑，为了区分这种情况一般称为皮肌炎。

**混合性结缔组织病**

慢性风湿性关节炎、全身性红斑狼疮、系统性硬化症、多发性皮肌炎等疾病，有时会两种以上同时发生。因为有两种以上疾病的症状，所以诊断就变得困难，但是如果出现雷诺现象的话，慢性风湿性关节炎的可能性就会变低。

**风湿热**

基本上以发热开始，伴随关节痛和皮下结节等症状。但是，急性症状在短时间内就能消失。这种疾病通过使用抗生素可以彻底治愈。

**◆关节疼痛的其他疾病**

尽管和慢性风湿性关节炎种类不同，但也有表现出关节疼痛的难以区分的疾病。以下两种疾病患者较多，而且和慢性风湿性关节炎的相似点比较多，需要注意。

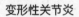
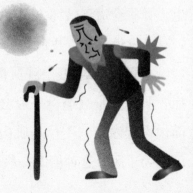

变形性关节炎

**变形性关节炎**

这是最容易和慢性风湿性关节炎混淆的疾病。主要症状为膝关节、股关节的关节疼痛和僵硬，如果在手指的多数关节中出现的话，就更容易和慢性风湿性关节炎混淆了。但是，变形性关节炎和慢性风湿性关节炎在原因上有着很大的不同。前者的疼痛原因是老化引起的关节变形，并不是炎症引起的。在难以判断时可以通过X线和血液检查等来进行区分。

**痛风**

与慢性风湿性关节炎相反，是一种男性居多的疾病。主要症状有关节炎引起的疼痛和肿大，乍一看和慢性风湿性关节炎的症状非常相似，但是疼痛程度和方式有着明显的不同。痛风的关节炎一般局限在一个部位，而且出现最多的就是跚趾趾根这一特定的部位。疼痛非常剧烈，正如病名所描述的一样："风吹一下都会感到剧痛。"病因是高尿酸血症，如果能够对此认真治疗的话，症状就不会恶化，也可以防止再次复发（详细内容请参阅丛书中的《痛风》）。

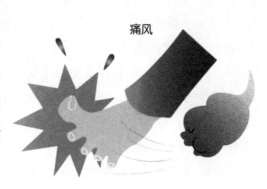

痛风

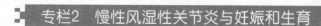

## 专栏2  慢性风湿性关节炎与妊娠和生育

由于慢性风湿性关节炎属于在女性中多发的疾病，所以患者关于怀孕和生育的问题就很多，特别是担心对胎儿的影响。

这里我们首先要声明的是："慢性风湿性关节炎并不属于所谓的遗传病。"根据欧美的调查，近亲中患慢性风湿性关节炎的概率和一般人相比高出2.9倍，另外，我们也了解到疾病的发病和环境因素有着更大的关联。另据圣玛丽安娜医科大学疑难病症医疗研究中心的调查，和家族背景相关的病例不足全体患者的10%。

因此，没有必要因为发病就放弃怀孕和生育，并不是说孩子到时候也会发病。如果患者有生育计划，还是应该以积极的心态来商量对策。

不过，在接受慢性风湿性关节炎治疗中的患者一定要采取计划怀孕的方式。因为，慢性风湿性关节炎的治疗药物中有不少是孕妇禁用的，所以药物治疗计划如何实施变得非常重要。计划受孕和可能已经怀孕的患者应当尽早找医生商量。

此外，这种疾病在怀孕中症状稳定、分娩后恶化的例子比较多，因此分娩后的护理保健很重要。

育儿对于健康人来说也是很艰难的事情，更不用说关节不方便的患者了。抱孩子、换尿布等动作都是很重的体力劳动。

育儿这方面获得家人的理解和协作是不可缺少的，有必要的话提前考虑好是否需要得到家庭护理人员的帮助。

第 **3** 章

# 治疗的关键
## ——药物疗法

**怎样才能战胜慢性风湿性关节炎？**

◆ 治疗时需要和医生协调一致共同努力

在前面的章节中我们对慢性风湿性关节炎的全貌进行了讲解，并介绍了从检查到诊断的流程。从本章开始我们要介绍如何治疗慢性风湿性关节炎，如何与慢性风湿性关节炎巧妙地做斗争。

对于慢性风湿性关节炎，目前尚没有明确的诊断方法和治疗方案，属于所谓的"疑难病症"。有不少患者悲观地想："难道一辈子都要在疼痛的折磨中度过，而且只能眼睁睁地看着身体逐渐无法动弹吗？"

但是，慢性风湿性关节炎的治疗技术比着过去已经有了很大的进步。目前，有很多患者通过在疾病早期尽早地接受适当治疗，减轻了痛苦，生活得悠然自得。而且根据患者本人的努力，像往常一样继续工作和保持各项爱好也是完全有可能的。

在与慢性风湿性关节炎的斗争中，需要和医生协调一致，共同努力。为了达到这一目的，患者需要注意以下三点：①努力获得关于疾病的"正确知识和信息"；②以积极的心态来面对日常生活；③充分信赖医生并彻底理解治疗内容非常重要。

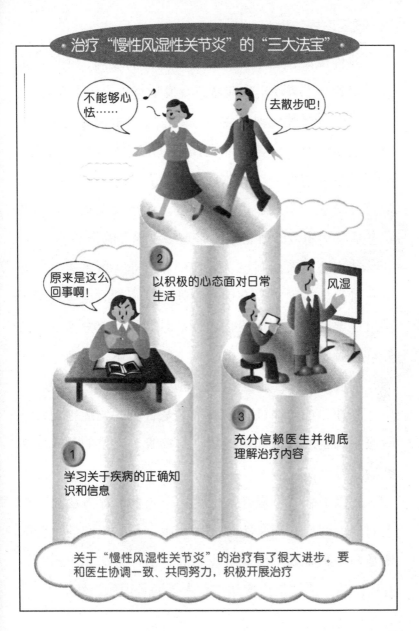

## ◈ 因人而异的治疗方法

慢性风湿性关节炎属于非常复杂的疾病，正因为如此，患者身上表现出的症状以及发展过程也因人而异。

因此，慢性风湿性关节炎的治疗要根据每个患者的具体病情来制订方案。而且在制订治疗方案时，医生必须正确把握患者的"具体病情"。首先是关节炎产生的部位、炎症的程度、疼痛的程度、关节破坏情况，以及这些症状对患者的日常生活带来多大程度的影响等。

其次还要考虑到患者的性别和职业，就是患者所处的背景。比方说，当女性患者处于妊娠期时或者计划受孕时，要对治疗所用药物和怀孕时间做到充分考虑。此外，患者中有公司职员、家庭主妇、伏案工作者、农民等，其治疗目标自然也不尽相同。

另外，在治疗过程中要观察是否有并发症出现，并对服用药物的效果和副作用进行检查，必要的时候要调整治疗方案。

从以上来看，慢性风湿性关节炎的治疗方法的确因人而异。即便是同一医院同一医生，根据不同的患者即使是同一患者如果发病阶段不同，治疗方法和用药都会有所调整。所以治疗方法与别人不同是理所当然的。

## 根据个人情况来制订具体的治疗方案

医生主要根据以下3个要点来制订治疗方案

**要点1　目前的病情**

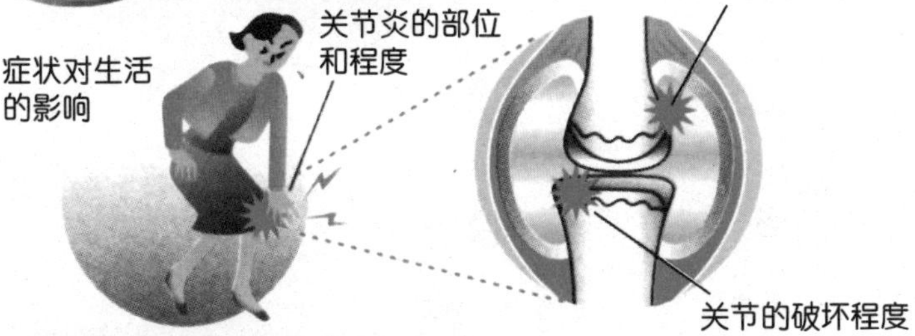

症状对生活的影响

关节炎的部位和程度

疼痛的程度

关节的破坏程度

**要点2　患者的背景**

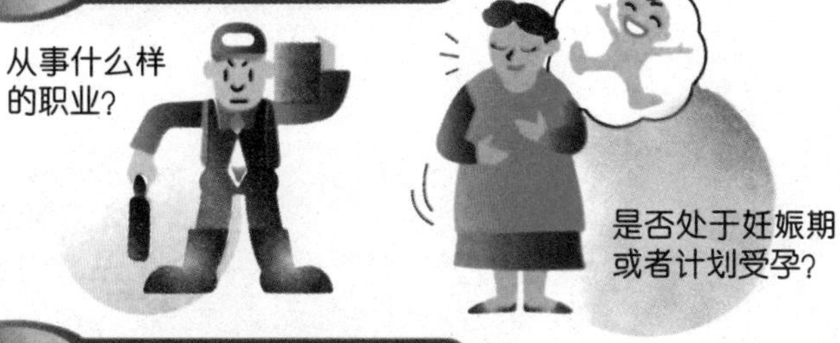

从事什么样的职业？

是否处于妊娠期或者计划受孕？

**要点3　关于药效**

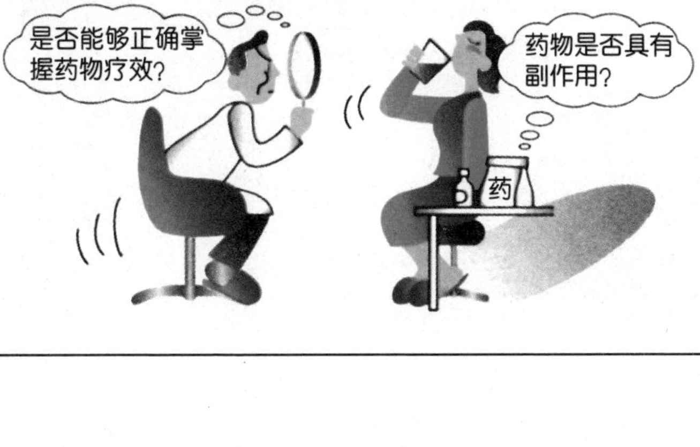

是否能够正确掌握药物疗效？

药物是否具有副作用？

## 关节破坏的阶段

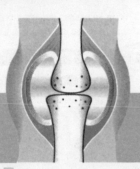

### 阶段 **1**
（初期）

骨和软骨没有出现破坏，但有时可以看到骨质疏松的现象

### 阶段 **2**
（中度）

出现骨质疏松，有时可以看到软骨下骨（软骨覆盖的骨头）遭到破坏。虽然没有关节变形的现象，但是关节周围的肌肉出现萎缩

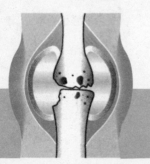

### 阶段 **3**
（重度）

在骨质疏松的基础上，出现骨和软骨的破坏、关节变形和半脱臼。此外可以观察到肌肉重度萎缩

# 怎样开展慢性风湿性关节炎的治疗？

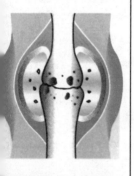

在阶段3中所出现症状的基础上，发生关节强直，关节的骨与骨融合在一起，无法活动

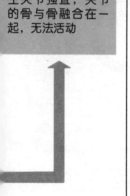

## ◆ 治疗之前必须留意的"自觉症状"

慢性风湿性关节炎的治疗在减缓疼痛、肿大等令人痛苦的自觉症状的同时，以抑制炎症和关节破坏的恶化为目的。为了达到这一目的，必须尽量在疾病早期开展适合病情的治疗。

因此，首先要对作为疾病本质的关节炎症和骨质破坏程度做出客观的评价。炎症的程度，可以通过问诊、触诊、视诊以及血液检查等结果做出诊断。其中前3项可以了解到患者的关节肿大和疼痛情况，而血液检查主要包括血沉和CRP。

另外，通过X线检查，关节破坏程度可以分为左图所示的4个阶段。

## ◆ 怎样改善关节出现的障碍

骨质破坏不断发展的话，关节功能和肌肉力量就逐渐衰退，会给日常活动带来障碍。慢性风湿性关节炎的治疗目标就是尽量避免这种功能障碍，使患者能够顺利地进行日常生活。因此，在实际制订治疗方案时，除了要掌握前面讲过的"具体病情"，还有必要把握疾病对日常生活产生的影响，就是实际产生的功能障碍程度。

对于生活上的功能障碍程度，可以分为如右图所示的4个级别。1级基本上不会给生活带来任何影响，但是如果发展到3、4级可以说相当严重了。不让病情升级是治疗慢性风湿性关节炎的最大目标。那么为了达到这一目标，要采取什么样的治疗呢？

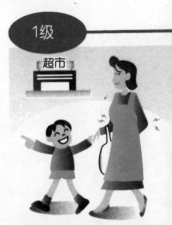

尽管有些许疼痛，但是生活没有影响

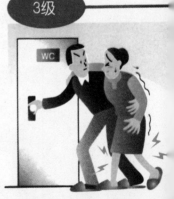

工作和身边琐事变得困难，生活自理度很低或者几乎不能自理

## 功能障碍程度可以分为4个级别

**2级**

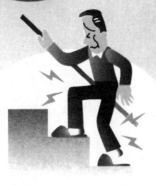

尽管多处关节出现疼痛和运动受限，但是可以勉强自理生活

**4级**

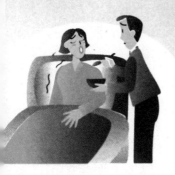

生活不能够自理，卧床不起，或者依赖轮椅

◆ 用哪些疗法来治疗疾病?

　　慢性风湿性关节炎的治疗方法中有药物疗法、运动疗法、物理疗法、手术疗法等，如右图所示，需要根据病情来选择治疗方案。有些疗法和药物可能很少见，我们会在后面的内容里详细解说，这里先了解一下大致的治疗流程。

　　如图中所展示的那样，不难理解在选择慢性风湿性关节炎治疗方法的时候会考虑各种各样的组合方案。在医生充分了解每个患者病情和功能障碍程度的基础上，再考虑他们的生活背景，量身订做治疗方案。实际治疗方案的实施，需要在医生、理疗师或者职业治疗师的联合指导下进行。

　　而且，尽管前面我们没有提到，还有一种非常必要的疗法，几乎适合所有的患者，这就是"基础疗法"。

　　所谓基础疗法就是指面对疾病的心理准备、适度运动和静养、患部的保温和冷却等患者自己能够在生活中做到的疗法。

　　药物疗法和手术疗法都是具有医学根据的疗法，属于最有效果的治疗手段，为了发挥这些疗法的最大效果，需要患者保持积极的心态。可以说，医生的治疗方案是在基础疗法这一基础上实施的。

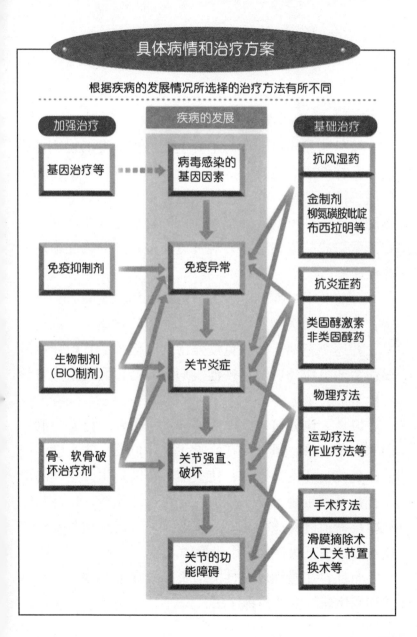

具体病情和治疗方案

根据疾病的发展情况所选择的治疗方法有所不同

加强治疗

疾病的发展

基础治疗

基因治疗等 ┈┈▶ 病毒感染的基因因素

抗风湿药

金制剂
柳氮磺胺吡啶
布西拉明等

免疫抑制剂 ━▶ 免疫异常

抗炎症药

类固醇激素
非类固醇药

生物制剂
（BIO制剂） 关节炎症

物理疗法

运动疗法
作业疗法等

骨、软骨破坏治疗剂* 关节强直、破坏

手术疗法

滑膜摘除术
人工关节置换术等

关节的功能障碍

# 为什么药物是最强的治疗武器？

### ◆ 没有药物便无法和疾病抗争

糖尿病和痛风是因为不良生活习惯引发的疾病，如果是在初期或者症状稳定期，可以通过食物疗法和运动疗法来控制病情。作为慢性风湿性关节炎的康复疗法，运动疗法仍然可以起到很大的作用，但是其本质还是免疫异常引起的复杂炎症，对付这一顽敌，药物是最好的治疗武器。

目前关于慢性风湿性关节炎的发病机制尚未完全明确，但是现代医学发现了风湿类疾病的本质——免疫异常，并逐个查明了引起免疫异常的原因。而且把慢性风湿性关节炎作为自身免疫性疾病来对待，因此治疗方法发生了很大变化。

但是无论如何，以前的治疗重点是针对已发生的炎症和关节变形。但是现在，除了控制已发生的炎症，还要让免疫功能发挥作用，使炎症不容易产生。这样的治疗日益受到重视。如果把治疗比作棒球比赛，目前为止只顾拼命追赶棒球的队伍，采取了通过高速球和变化球让对方打手三次打空的作战策略。

而且，在慢性风湿性关节炎的治疗中，相当于高速球和变化球的就是药物疗法。

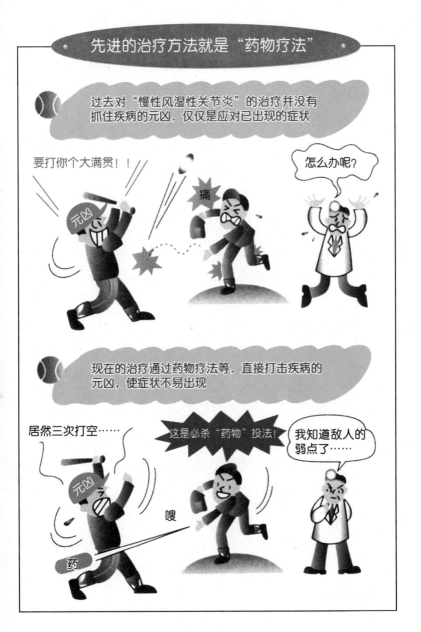

◆ 由"防守治疗"向"进攻治疗"的转变

那么，我们来看一下药物疗法中所要用到的药物吧。治疗慢性风湿性关节炎的药物有：抑制已出现的疼痛和炎症的"非类固醇类抗炎药"、直接作用于免疫异常这一疾病元凶的"抗风湿药"，以及药效强大同时具有控制炎症和抑制免疫功能的"类固醇药"3种类型。

以往的一般做法是，首先使用非类固醇类抗炎药，如果没有效果就加上抗风湿药，然后再根据具体情况选择使用药效强大的类固醇药。药物疗效越明显，副作用就越大。因此，比起积极的治疗，首先重视安全性的"防守治疗"曾经是主流。

但是在慢性风湿性关节炎患者当中，有不少在发病早期症状就发展迅速或者知道患病时就已经出现了关节损伤。在这样的情况下，曾经有不少人采取防守治疗，结果病情发展到了无法挽回的境地。

因此，最近重视"进攻治疗"的医生逐渐增多，一般在疾病的早期阶段就开始使用高效药或者多种药物联用。现在药物的种类比较丰富，当出现副作用或者效果不明显时，可以及时地调整药物种类和组合。

在此，为了能够安心用药，患者本人掌握药物相关的正确知识非常重要。下面我们详细了解一下慢性风湿性关节炎的用药吧。

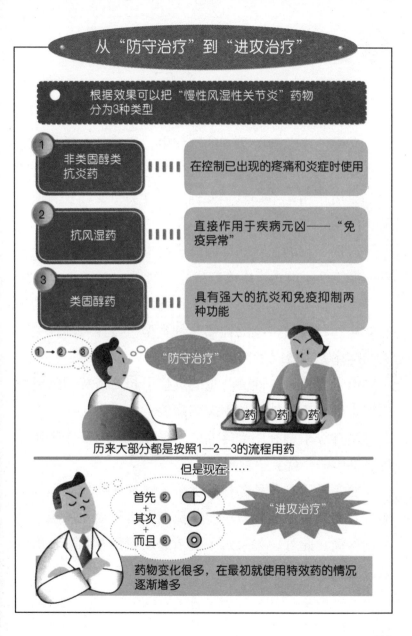

## 从"防守治疗"到"进攻治疗"

● 根据效果可以把"慢性风湿性关节炎"药物分为3种类型

**1** 非类固醇类抗炎药 ┊┊┊┊┊ 在控制已出现的疼痛和炎症时使用

**2** 抗风湿药 ┊┊┊┊┊ 直接作用于疾病元凶——"免疫异常"

**3** 类固醇药 ┊┊┊┊┊ 具有强大的抗炎和免疫抑制两种功能

①→②→③ "防守治疗"

药 药 药

历来大部分都是按照1—2—3的流程用药

但是现在……

首先 ②
+
其次 ①
+
而且 ③

"进攻治疗"

药物变化很多，在最初就使用特效药的情况逐渐增多

## 止痛和抗炎的药物有哪些？

### ◆ 引起疼痛的机制

在慢性风湿性关节炎的治疗中，使用最普遍的就是非类固醇类抗炎药。这种药在消炎的同时还具有解毒作用和镇痛作用，不局限于慢性风湿性关节炎，在其他伴随有疼痛的疾病中也被广泛使用。

这里，我们在对非类固醇类抗炎药进行说明之前，首先来简单了解一下疼痛产生的机制吧。

疼痛也包括各种类型，大致可以分为短时间内消失的刺痛和长时间持续的钝痛两种类型。慢性风湿性关节炎的疼痛大多情况下都属于后者。

由于慢性风湿性关节炎的炎症引起关节及周围组织损伤，就会不断地释放引起疼痛的"发痛物质"。而且在感觉神经末梢有感受疼痛的"受体"，当发痛物质和疼痛受体结合就会感觉到疼痛。

发痛物质有各种各样的类型，这种发痛物质和与炎症有着密切关系的物质——"前列腺素"相互反应，会加剧疼痛。此外，如果加上关节运动等物理刺激，疼痛就会进一步加剧。

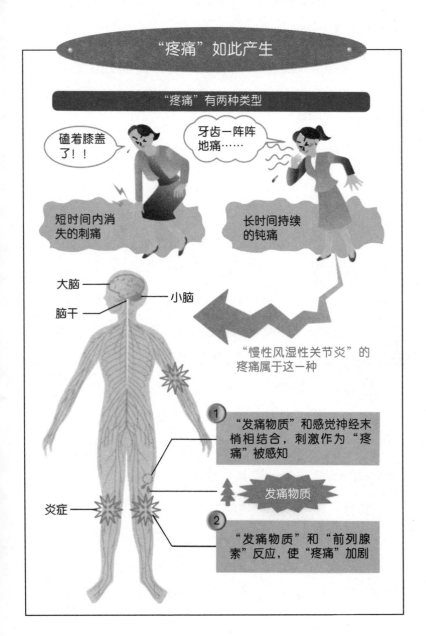

"疼痛"如此产生

"疼痛"有两种类型

磕着膝盖了！！

短时间内消失的刺痛

牙齿一阵阵地痛……

长时间持续的钝痛

大脑

小脑

脑干

"慢性风湿性关节炎"的疼痛属于这一种

① "发痛物质"和感觉神经末梢相结合，刺激作为"疼痛"被感知

发痛物质

炎症

② "发痛物质"和"前列腺素"反应，使"疼痛"加剧

93

### ◆ 阻断疼痛的非类固醇类抗炎药

非类固醇类抗炎药有各种各样的类型，但是所有药物的主要作用是相同的，就是抑制疼痛的元凶——前列腺素。

当细胞受到某种刺激时，细胞中含有的一种称为花生四烯酸*的物质就会转变为前列腺素。在花生四烯酸转变为前列腺素的过程中，有若干酶在发挥作用。非类固醇类抗炎药就是通过阻断其中之一的环氧酶的作用，进而停止前列腺素的合成。

非类固醇类抗炎药具有很强的时效性，服用1～2小时后显现药效，疼痛消失。因为时效性强，而且有着很强的镇痛效果，所以慢性风湿性关节炎的患者很多都在服用这种药物。

但是，这种药物只对已出现的炎症有效，并不能控制炎症的扩散和关节破坏的发展。换言之，与其说是这种疾病的治疗药不如说是止痛药。

此外，尽管非类固醇类抗炎药对止痛有着很好的效果，但是具有易引起胃溃疡、十二指肠溃疡等肠胃功能紊乱的副作用。因此，为了尽量避免这种副作用，需要同时服用其他肠胃药或者避免空腹时服药。

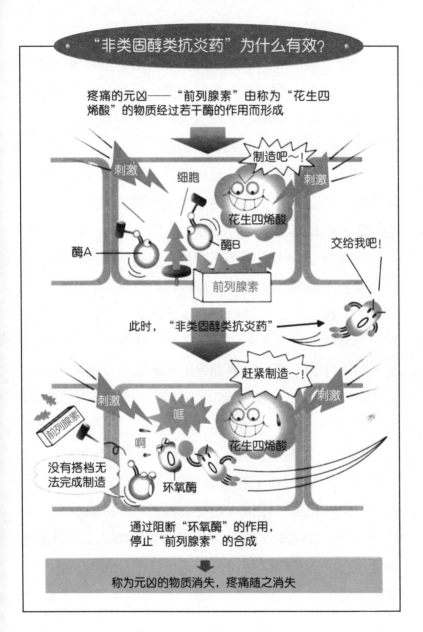

◆ 非类固醇类抗炎药的种类

根据非类固醇类抗炎药的化学构造，可以分为羧酸类和烯醇酸类（非酸性）两种类型。一般广泛使用的是羧酸类的，烯醇酸类的药物抗炎效果比较弱，所以一般不作为慢性风湿性关节炎药物使用。

而且，羧酸类抗炎药还可以进一步分为几个小组。下页所列的是具有代表性的非类固醇类抗炎药的分类、标准名、商品名和主要副作用一览表。

如表所示，无论哪种药物都有各自的特点，医生应当在综合考虑患者的症状、副作用的出现方式以及生活环境等问题的基础上选择用药。比如说，"洛索洛芬"和"舒林酸"等在胃和肠基本不产生作用，而在肝脏代谢后产生作用，所以对胃黏膜的影响很小。此外，昔康类药物一天服用一次就可以了，对于繁忙患者非常方便。

另外，最近开发出了阻断环氧酶2的新药——"COX-2"，目前正在做临床实验。这种"COX-2阻碍剂"的特征是，在很大程度上抑制了非类固醇类抗炎药对肠胃损害的副作用。COX-2作为副作用较小的镇痛剂近年在欧美被广泛使用，今后在日本可能也会普及为抗炎镇痛药。

## 具有代表性的"非类固醇类抗炎药"

| 分类 | | 标准名 | 商品名 | 主要的副作用 |
|---|---|---|---|---|
| 羧酸类 | 水杨酸类 | 各种阿司匹林 | 阿司匹林片百服宁 | 肠胃功能紊乱、耳鸣、肝功能障碍等 |
| | 邻氨基苯甲酸类 | 甲酚那酸氟芬那酸 | 甲酚那酸片氟芬那酸片 | 肠胃功能紊乱、发疹等，一般副作用较少 |
| | 吲哚乙酸类 | 吲哚美辛舒林酸阿西美辛 | 吲哚美辛舒林酸片优妥 | 头痛、眩晕、肠胃功能紊乱、发疹等，舒林酸副作用较少 |
| | 苯乙酸类 | 双氯芬酸芬布芬 | 扶他林片芬布芬片 | 肠胃功能紊乱等，一般副作用较少 |
| | 丙酸类 | 布洛芬氟比洛芬洛索洛芬萘普生噻洛芬 | 布洛芬片氟比洛芬片Menamin乐松萘普生片噻洛芬片 | 肠胃功能紊乱等，一般副作用较少 |
| 烯醇酸类 | 昔康类 | 吡罗昔康替诺昔康安吡昔康 | 吡罗昔康片替诺昔康片氟诺昔康片 | 肠胃功能紊乱等，一般副作用比较少 |
| | 吡唑酮类 | 安替比林保泰松 | 倍他米松 | 肠胃功能紊乱，再生不良性贫血等 |

## ◆ 有效地使用外用药

非类固醇类抗炎药中，除了前面介绍到的内服药，还有栓剂、膏剂和膏药等外用药。

由于栓剂不经过肠胃而通过直肠黏膜吸收，可以减轻对肠胃的损害。此外由于药效可以迅速到达炎症部位，具有良好的时效性。不过，栓剂并非完全没有副作用，有的患者会因为直肠黏膜的刺激发生腹泻，也有患者因长期使用而发生肠胃功能紊乱。此外，随着关节功能障碍的发展，有时从肛门放入栓剂这个动作也会变得困难。这样，我们就必须先要了解栓剂的优点和不足之处。

另外，膏剂和膏药通过皮肤被吸收，因此只在局部产生药效，不会影响到全身。有极少出现皮肤瘙痒和斑疹的情况，但是不必担心肠胃功能紊乱的问题。而且在抹药或者粘贴膏药时凉爽的感觉和按摩可以达到减缓疼痛的效果，均属于方便使用的药物。

此外，这些外用药物可以和内服药一起使用。特别是栓剂具有很强的时效性，在疼痛得不到减缓时或者睡觉之前可以应急使用。

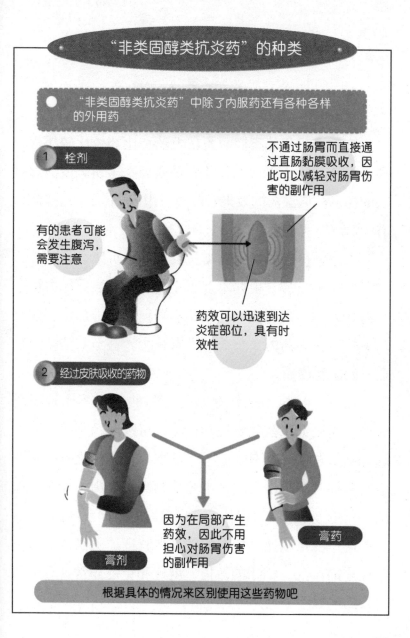

"非类固醇类抗炎药"的种类

"非类固醇类抗炎药"中除了内服药还有各种各样的外用药

1 栓剂

不通过肠胃而直接通过直肠黏膜吸收，因此可以减轻对肠胃伤害的副作用

有的患者可能会发生腹泻，需要注意

药效可以迅速到达炎症部位，具有时效性

2 经过皮肤吸收的药物

因为在局部产生药效，因此不用担心对肠胃伤害的副作用

膏药

膏剂

根据具体的情况来区别使用这些药物吧

99

## 对免疫系统起作用的抗风湿药有哪些？

### ◆ 抗风湿药可以抑制病情的发展

抗风湿药和非类固醇类抗炎药相比药效比较缓慢，属于慢性药物。也就说，并不是今天吃了明天就能够见效的药。抗风湿药的效果一般会在用药1个月之后显现，有的情况下可能会在2～3个月之后显现。

不过，尽管非类固醇类抗炎药的确可以很快见效，控制疼痛和炎症，但并不能阻止疾病的发展。比方说全身有10处关节出现症状，用药后即便总体上疼痛程度有所减轻，但疼痛的关节数并没有减少，甚至其他关节也会开始出现疼痛。

这时，抗风湿药就登场了。虽然这种药比较花费时间，但是如果药效出现的话不仅可以减轻疼痛，同时10处疼痛的关节可能会减少到3处，能够有效地抑制炎症向其他关节扩散。这是因为药物直接作用于炎症的起因——免疫系统，可以使病情向良好的方向发展。

这一点可以通过检查的结果来验证。不仅是表示炎症程度的血沉、CRP的数值，就连和免疫异常具有密切关联的风湿因子也会得到改善。

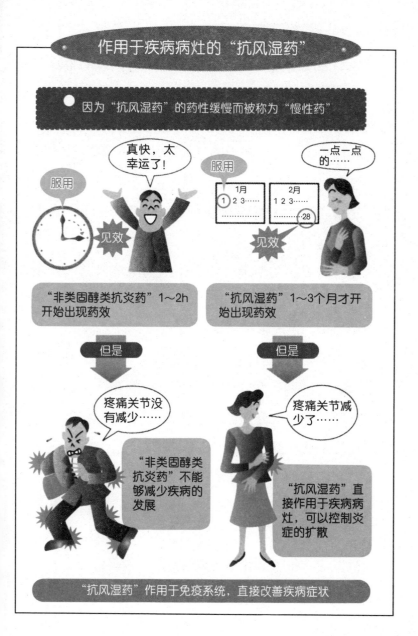

作用于疾病病灶的"抗风湿药"

因为"抗风湿药"的药性缓慢而被称为"慢性药"

真快，太幸运了！

一点一点的……

服用

见效

服用

1月 ①2 3……
2月 1 2 3……28

见效

"非类固醇类抗炎药"1~2h开始出现药效

"抗风湿药"1~3个月才开始出现药效

但是

但是

疼痛关节没有减少……

疼痛关节减少了……

"非类固醇类抗炎药"不能够减少疾病的发展

"抗风湿药"直接作用于疾病病灶，可以控制炎症的扩散

"抗风湿药"作用于免疫系统，直接改善疾病症状

◆ 有效的抗风湿药正陆续登场

非类固醇类抗炎药的目的是控制已出现的炎症。与之相对应，抗风湿药的目的在于控制疾病的根本——引起炎症的免疫异常。也就是说，这完全就是治疗目的不同的两种药物，决不能因为见效慢就停止用药。

根据抗风湿药对免疫的作用方式，可以分为"免疫调节药"和"免疫抑制药"两种。这里我们分别介绍一下。

◆免疫调节药

慢性风湿性关节炎中，滑膜因为免疫异常而发生炎症，持续发展的话滑膜细胞出现增生。增生的滑膜侵蚀软骨和骨头，进而逐渐破坏关节。

免疫调节药就是改善"免疫异常"的药，有"作用于免疫系统的药"和"抑制滑膜增生的药"。因为有不同的类型，我们来分别看一下各种药物的特征吧。

**在日本被广泛使用的"布西拉明"**

"布西拉明"是直接作用于免疫系统的药，由日本参天药业开发，以"风湿"为商品名上市销售。这种药相对比较安全，被认为是唯一真正的抗风湿药。

根据症状每天服用50～200毫克。服药1～2个月后，关节的肿痛症状消失。此外，表示炎症状况的血沉和

CRP也会逐渐得到改善。

副作用因人而异。偶尔会出现血蛋白或者血尿的情况，置之不理会发展成肾功能障碍。如果能够在早期发现并停止用药或者减少药量就不会出现大问题。此外，有的患者也会出现皮肤瘙痒或者发疹的症状。不过，在服用抗风湿类药物时，这种程度的副作用也是不可避免的。关键的是要正确用药，定期检查有无副作用及程度。

**世界范围内广泛使用的"柳氮磺胺吡啶"**

这是一种在日本被称为"Azulfidine"的抗风湿药。和"风湿"一样都是作用于免疫系统，最近发现该药物对滑膜增生也有很好的抑制作用。药效基本上和"风湿"一样，包括副作用也非常相似。

**注射金制剂**

商品名"Shiozoru"，对免疫系统和滑膜增生都具有抑制作用。根据症状每2周1次进行肌内注射10～25毫克。大多情况下2～3个月后出现效果。在效果显现的阶段可采取维持疗法。副作用有蛋白尿、肾功能障碍、间质性肺炎及造血障碍（白细胞和血小板减少）等。

**口服金制剂**

商品名"利多拉"，是金制剂的片剂。每日服用

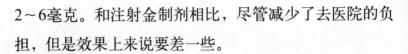

2～6毫克。和注射金制剂相比，尽管减少了去医院的负担，但是效果上来说要差一些。

### 青霉胺

商品名"青霉胺片"，是效果和金制剂基本相同的一种抗风湿药。对于一些敏感患者来说效果显现比金制剂要快，但是副作用较大，除了蛋白尿和造血障碍，有时还会导致口腔炎和斑疹等。

### 阿克他利

商品名"奥库""莫八"，是一种只对免疫系统起作用、基本上没有镇痛消炎效果的药。炎症较轻时可以和其他镇痛消炎药同时使用，有导致肾功能障碍和肝功能障碍的副作用。

### 氯苯唑胺

商品名"卡露菲尼尔"，曾经被媒体称作"特效药"，名噪一时。其特点就是药效因人而异，差别显著。其中有的患者称效果很明显，但在好多情况下药效并没有被认可。副作用有肾功能障碍和肝功能障碍等。

不管是哪一种免疫调节药，其药效和副作用都因人而异。在一定时期内，持续服药但是不见效果或者副作用比较显著时要向医生进行咨询，调换成其他免疫调节药或者下面要介绍的免疫抑制药。

◆免疫抑制药

免疫抑制药就是具有抑制、降低正常或者非正常的免疫功能的药。目前作为免疫抑制药而被使用的有以下几种。

**具有优良免疫抑制效果的"甲氨蝶呤"**

早在15年前甲氨蝶呤原本在美国被作为抗癌剂使用。和治疗癌症相比，如果每周1次小剂量服用该药时对风湿也有效果。之后，大约在10前开始在欧美以"Rheumatrex"的商品名作为抗风湿药被广泛使用。

"Rheumatrex"能够抑制慢性风湿性关节炎中异常免疫反应，是具有代表性的免疫抑制药。在日本，也终于在几年前开始作为保险用药被认可，逐渐成为抗风湿药被使用。

用法为每周1～2次，每次服用"Rheumatrex"胶囊1～4粒（2～8毫克）。

该药作为抗风湿药效果强大，这一点得到了广大专家的认可，但是以诱发肺炎、肝功能障碍为首，副作用也种类繁多，关键是要按照医嘱有计划地服用。

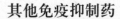

### 其他免疫抑制药

免疫抑制药当中还有"环孢素""咪唑立宾""硫唑嘌呤""环磷酰胺"等。

目前在日本还没有被认可的"环孢素""硫唑嘌呤""环磷酰胺"具有通过抑制活化的T细胞、消除炎症的效果。

此外,近年在欧美一种被称为"来氟米特"的强效抗风湿药被认可,并开始使用。这种药,据美国的治疗经验来看,比"甲氨蝶呤"抑制慢性风湿性关节炎的作用更明显,而且在抑制骨质破坏方面也有良好的效果。另外,抗风湿药的药效显现一般比较缓慢,但是"来氟米特"相对较快,每日服用1次,1个月后或者更早显现效果的患者比较多。

这些药目前在日本也已经进入临床实验阶段,相信在不久的将来也会被认可并开始销售。如果那样的话,可以说这些都是很值得风湿患者期待的药。

但是,免疫抑制药也会抑制人体的正常免疫功能,有时会引起较大副作用。此外,无论哪种药都具有催畸性(导致畸形的可能性),所以孕妇或者准孕妇不能使用,千万要按医嘱正确使用。

## 代表性抗风湿药

| 分类 | 标准名 | | 商品名 | 主要副作用 |
|------|--------|---|--------|-----------|
| 免疫调节药 | 布西拉明 | | 风湿 | 发疹、造血障碍等 |
| | 柳氮磺胺吡啶 | | Azulfidine | 发疹、造血障碍等 |
| | 金制剂 | 金硫丁二钠（注射金制剂） | Shiozoru | 发疹、口腔炎、间质性肺炎等 |
| | | 金诺芬（口服金制剂） | 利多拉 | 发疹、腹泻等 |
| | 青霉胺 | | 青霉胺片 | 发疹、造血障碍，味觉障碍等 |
| | 阿克他利 | | 莫八、奥库 | 发疹等 |
| | 氯苯唑胺 | | 卡露菲尼尔 | 胃功能障碍、发疹等 |
| 免疫抑制药 | 甲氨蝶呤 | | Rheumatrex | 间质性肺炎、肝功能障碍、造血障碍、脱发等 |
| | 环孢素 | | 山地明 | 肾功能障碍、造血障碍等 |
| | 咪唑立宾 | | 布雷迪宁 | 肾功能障碍、造血障碍等 |
| | 硫唑嘌呤 | | 依木兰 | 肾功能障碍、造血障碍等 |
| | 环磷酰胺 | | 安道生 | 造血障碍、出血性膀胱炎等 |

## 类固醇类抗炎药如何使用？

◆ 作用和副作用都很显著的"类固醇类抗炎药"是什么？

能够有效、急剧改善症状的类固醇类抗炎药，对于慢性风湿性关节炎患者来说是一种非常值得关注的药物。

所谓类固醇类抗炎药，是一种能够人工合成我们身体中肾上腺*分泌的肾上腺皮质激素*的药物，又被称为"肾上腺皮质类固醇类药"或者"类固醇类激素"。具有非常好的抗炎作用和免疫抑制作用，也有很好的抑制疼痛的效果。在开发当初，由于效果非常明显，作为"特效药"被广泛用于自身免疫性疾病患者。

但是，之后的研究逐渐搞清楚了类固醇类药对身体的影响。大量使用或者长期使用一定会产生重大的副作用。而且，如果突然停止用药的话，有时会出现反弹，症状进一步恶化。

因此，我们这里为了避开药物的副作用，在慢性风湿性关节炎的治疗中出现全身症状时，特别是限于同时出现血管炎和胸膜炎等情况时使用类固醇类药。但是，最近，即便是没有出现全身症状，也有灵活使用类固醇类药来改善症状的趋势。

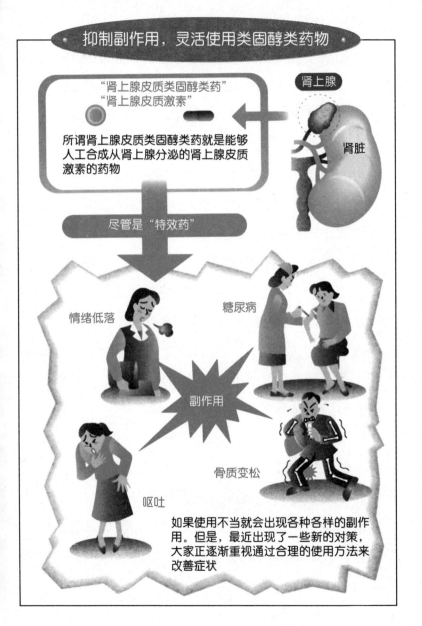

抑制副作用，灵活使用类固醇类药物

肾上腺

"肾上腺皮质类固醇类药"
"肾上腺皮质激素"

所谓肾上腺皮质类固醇类药就是能够人工合成从肾上腺分泌的肾上腺皮质激素的药物

肾脏

尽管是"特效药"

情绪低落

糖尿病

副作用

骨质变松

呕吐

如果使用不当就会出现各种各样的副作用。但是，最近出现了一些新的对策，大家正逐渐重视通过合理的使用方法来改善症状

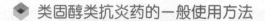

◆ 类固醇类抗炎药的一般使用方法

类固醇类药物必须在医生的指导下慎重使用。既不能因为止痛效果明显就随便加大剂量，也不能因为害怕副作用就停止用药。因此，我们看一下关于类固醇类药物的一般用法。

类固醇类药物中根据药效的快慢，有从缓和作用到急剧作用的各种类型。其中用于治疗慢性风湿性关节炎的是药效比较稳定的"泼尼松龙"。

最近，当炎症和免疫活动比较活跃时，哪怕不出现全身的症状，为了阻止疾病的发展也会采取尽量在早期同时使用抗风湿药和类固醇类药的方法。由于抗风湿药物药效缓慢，类固醇类药可以作为过渡药物。此外，不少医生为了减少非类固醇类药物的副作用，也希望通过少量的类固醇类药来达到抗炎效果。

比如上面的情况下，一般原则上使用"泼尼松龙"每日不超过5毫克，并和其他抗风湿药同时使用。当关节炎症和疼痛减轻后，通过隔日服用或者药量减半的方法来逐渐减少用药量，并逐渐停止用药。假如以后疾病复发的话，理想的做法就是少量或者短期内服用类固醇类药。

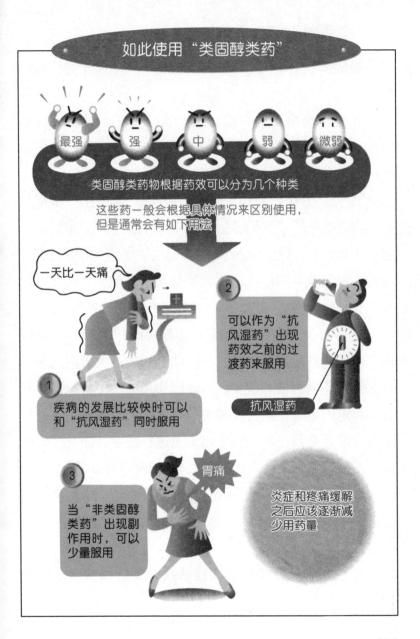

## 如此使用"类固醇类药"

最强　强　中　弱　微弱

类固醇类药物根据药效可以分为几个种类

这些药一般会根据具体情况来区别使用，但是通常会有如下用法

一天比一天痛

2 可以作为"抗风湿药"出现药效之前的过渡药来服用

抗风湿药

1 疾病的发展比较快时可以和"抗风湿药"同时服用

胃痛

3 当"非类固醇类药"出现副作用时，可以少量服用

炎症和疼痛缓解之后应该逐渐减少用药量

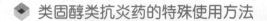 **类固醇类抗炎药的特殊使用方法**

类固醇类药除了一般使用方法外，还有几种特殊的使用方法。

首先，当出现全身症状时，有必要大量使用类固醇类药。特别是血管炎比较严重时，有时"泼尼松龙"的单日用药量达到40~60毫克。

其次，还有一种叫"脉冲疗法"。采用比"泼尼松龙"药效更强的"甲泼尼龙"，每日1克，连续用药3天，然后休息4天。这是一种短期内大剂量的疗法。尽管这种疗法尚未得到业界的广泛认可，但是在全身症状比较严重或者并发风湿性胸膜炎时，可针对非常有限的患者使用。

还有向关节内注射类固醇类药物的"关节内注射疗法"，是一种运用历史较长的疗法。因为向关节内注射的类固醇类药物剂量非常少，因此副作用非常小。以前，只有在行走困难时，才会在膝关节或者踝关节等大关节进行注射，最近开始在早期向手指关节进行注射，而且疗效明显。不过，原则上两次注射之间要有2~4周的间隔。

最后还有一种疗法是通过静脉注射类固醇类药物，可以高效到达炎症部位，称为"静脉注射类固醇药物疗法"。

这种方法对炎症反应比较活跃时期的慢性风湿性关节炎比较有效。

## "类固醇类药"的各种使用方法

### "类固醇类药"有几种特殊的使用方法

**1 大量用药**

`1日`

全身症状比较严重时采用大量用药的方法。特别是血管炎比较严重时每日服用"泼尼松龙"40～60毫克

**2 脉冲疗法**

用药 用药 用药 ———————停药——————— 用药

1日 2日 3日 4日 5日 6日 7日 8日

服用药效比较强的类固醇类药每日1克，连续用药3日，停药4日。全身症状比较明显的患者可使用

**3 关节内注射疗法**

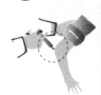

特点是副作用小，最近也用于手指的小关节

**4 "静脉注射类固醇药物疗法"**

静脉

通过静脉注射类固醇类药，使药物高效地到达炎症部位，对活跃的炎症效果明显

### ◆ 类固醇类药的问题

类固醇类药的主要问题是副作用。

长期服用类固醇类药就会出现各种各样的副作用。其中被大家所熟知的症状是，面部如满月一样浮肿的"满月脸"。这是因为肾上腺皮质激素过多导致脂肪蓄积所引起的，浮肿的同时皮肤变薄，面部赤红。除此之外还有患者反映肥胖、食欲缺乏或者食欲过剩、乏力、多汗、失眠、生理失调、血压上升等症状。这都是类固醇类药物副作用当中比较轻微的症状，停药后就会得到改善，但最好找医生商量对策。

严重的副作用有动脉硬化和血管炎等循环系统的障碍、类固醇类药物所致的类固醇型白内障*和类固醇型绿内障*等眼病，有时还会发生称为类固醇溃疡的胃溃疡和十二指肠溃疡等。此外，还会导致患者易出现感染症状、诱发糖尿病或者使病情恶化、导致骨质疏松，以及被称为类固醇型肌症*的肌肉障碍。

在这些副作用当中，事关患者生命的症状一旦出现就很难得到改善，因此一定要规范使用药物，必须定期做关于副作用的检查。

## "类固醇类药"的副作用

"类固醇类药"有时会出现以下副作用

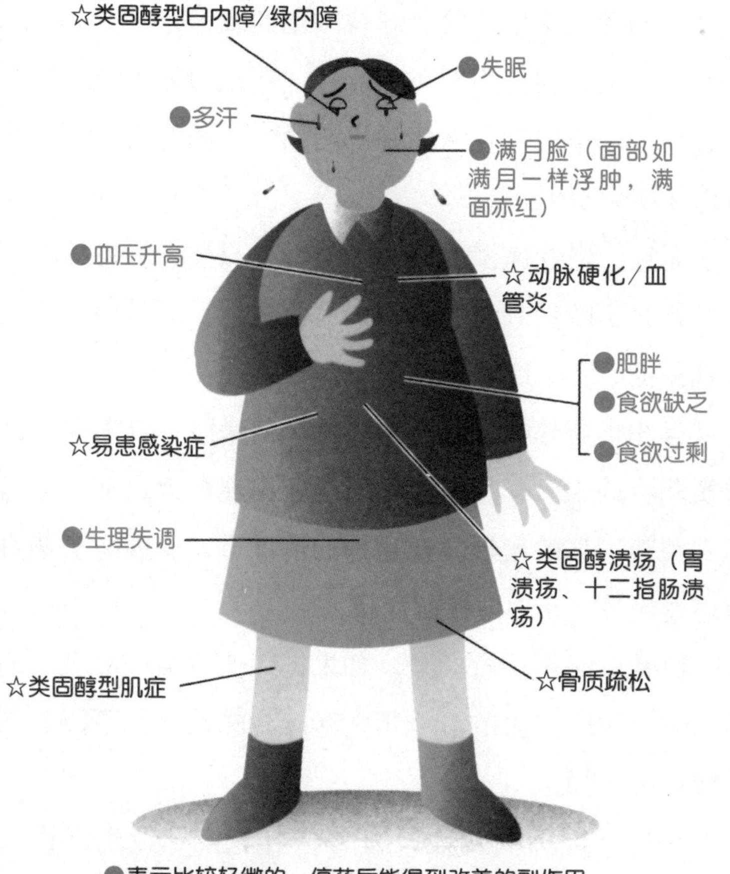

☆类固醇型白内障/绿内障

●失眠

●多汗

●满月脸（面部如满月一样浮肿，满面赤红）

●血压升高

☆动脉硬化/血管炎

●肥胖
●食欲缺乏
●食欲过剩

☆易患感染症

●生理失调

☆类固醇溃疡（胃溃疡、十二指肠溃疡）

☆类固醇型肌症

☆骨质疏松

●表示比较轻微的，停药后能得到改善的副作用
☆表示严重副作用

一定要规范使用类固醇类药

115

## ◆ 巧妙地用药可以有效地提高生活质量

虽然类固醇类药物是药效和副作用都很强的"双刃剑"，但是如果能够正确使用的话并不是可怕的药物。疼痛影响到正常生活时，寻找医生商量一下关于副作用的对策，正确地使用即可。此外，在红白喜事或者旅行的时候，希望控制住疼痛外出的话，类固醇类药可以暂时地帮助缓解疼痛。

而且，慢性风湿性关节炎患者，只要炎症持续的话关节就会不断受到伤害，不久就会变形。而骨骼一旦变形就再也不能回到原来的样子了。

当非类固醇类药物达不到抗炎效果时，就需要类固醇类药物的强大作用。在抗风湿药出现药效之前，要考虑到关节破坏的发展。在这样的情况下，类固醇类药可以迅速起效，有力地控制症状。

但是，必须注意的是，如果持续使用类固醇类药的话一定会出现严重的副作用，这就意味着我们不能长期依赖这种药物。

此外，因为药物效果显著，可能会导致患者误认为已经痊愈而运动过量。这样的话，症状就会恶化。因此，在使用类固醇类药的期间内一定要适当休养。

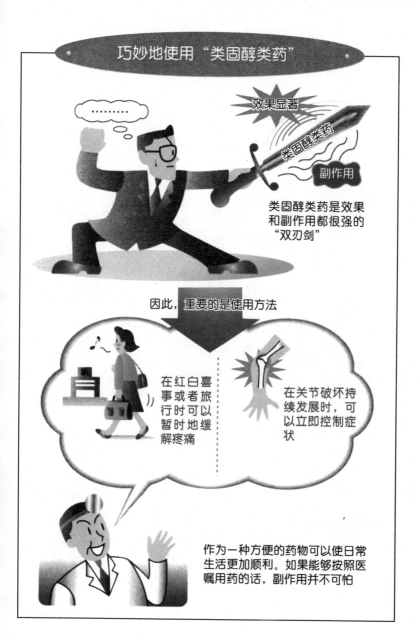

巧妙地使用"类固醇类药"

效果显著

类固醇类药

副作用

类固醇类药是效果
和副作用都很强的
"双刃剑"

因此，重要的是使用方法

在红白喜
事或者旅
行时可以
暂时地缓
解疼痛

在关节破坏持
续发展时，可
以立即控制症
状

作为一种方便的药物可以使日常
生活更加顺利。如果能够按照医
嘱用药的话，副作用并不可怕

117

##  划时代意义的新药正在开发

### ◆ 通过生物工艺技术而研发的"生物制剂"

最近，取得显著发展的是治疗风湿的"生物制剂"。所谓生物制剂就是利用具有生物活性（生物本身的功能和作用）的物质，通过生物科技研发而成的"药物"。这里，我们介绍一下能够使细胞增殖并活性化的"细胞活素"。

我们发现在慢性风湿性关节炎中，作为细胞活素之一的TNF引起关节滑膜的增殖，导致软骨的损害。

作为治疗风湿的生物制剂而被最初开发出来的就是TNF的抗体，或者是抑制TNF的"受体"的抗体。这些药对风湿的症状都有非常明显的效果，在欧美有相当多的养老设施都在使用。相信不久以后在日本也将正式开始销售。

除此之外，抑制骨质损害的生物制剂和能够导致关节炎中增殖的细胞凋亡*的生物制剂都在临床开发中。假如这些药物都被研发出来的话，至少能够治疗导致风湿性关节炎中"疼痛"和"肿大"的罪魁祸首——滑膜炎。

◆ 彻底治疗疾病的方法——"基因治疗法"

控制异常基因的"基因治疗法"在最近几年也得到了新的发展。

所谓基因治疗，就是找到引起疾病的异常基因，完全控制这种基因的功能或者替换成正常基因的疗法。

进行基因治疗，要利用对人体无害的病毒。首先要向病毒基因中植入治疗所需的信息，然后再把病毒植入从患者骨髓中提取的细胞中。这样，病毒就能够把自己的DNA编入细胞的DNA，然后就是把细胞再次注入患者体内。如果通过病毒编入的正常信息能够在患者体内发挥作用，那么疾病就能够彻底治愈。

基因治疗法可以说是所有疾病的终极治疗方法。最近，要查清所有的基因信息的"人类基因组计划"正在推进，在一部分遗传病当中已经实施了基因治疗。

目前已经查明，慢性风湿性关节炎和能够产生一种HLA蛋白质的基因异常有关。但是，并非仅仅因为这种基因异常就能够引发疾病。倘若能够查明所有的基因信息，也许就能够进一步发现基因异常。而且在不久的将来，慢性风湿性关节炎也能实现基因治疗的话，就能够彻底治愈。

**如何尽量减少药物副作用？**

◆ **正确服用医生开出的药物**

通常情况下，药物的药效越显著副作用就越大。话虽如此，倘若因此而害怕用药的话就无法治疗风湿。重要的是要一边控制副作用，一边正确地持续用药。

为了控制副作用，在服用风湿药物的同时还要服用其他药物。比方说，如果出现非类固醇类药物副作用引起的胃肠障碍时，就要和保护胃黏膜的药物一起服用。另外，如果使用类固醇类药物，为了预防骨质疏松，有时会同时服用钙片和其他维生素片。

当然，如果出现严重的副作用时，有必要停止用药或者换成其他药。甚至，如果停药后副作用仍然没有改善的话，也会开一些治疗副作用的药。有不少人对大量用药或者服用新药有反感，但医生肯定是在充分地考虑症状和副作用后，采取了最合适的方案，作为患者还是积极、正确地服用医生开出的药。

最后，作为患者对于自己每天服用的药，也有必要经常自问一下"为什么要吃药""都有哪些副作用呢"？

## 正确地吃药

为了继续正确的治疗必须采取符合症状的用药方法

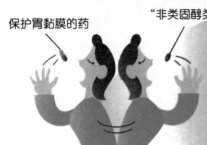

保护胃黏膜的药

"非类固醇类抗炎药"

当出现副作用导致的"肠胃功能紊乱"时，服用保护胃黏膜的药

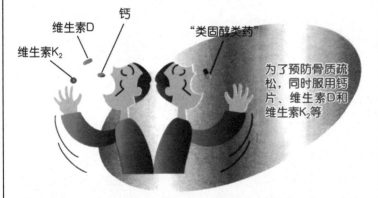

维生素D

钙

维生素K₂

"类固醇类药"

为了预防骨质疏松，同时服用钙片、维生素D和维生素K₂等

医生一定是考虑了当时的症状和副作用而采取了最佳的治疗方案。作为患者也应该掌握一定的药物知识，正确地服用医生开出的药

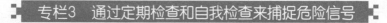

**专栏3　通过定期检查和自我检查来捕捉危险信号**

无论患者如何小心，只要正在服药，就不可能百分之百地防止副作用。因此，尽量在早期发现副作用并采取对策很关键。

大部分副作用可以通过定期的尿常规和血常规检查来发现，一定要按医嘱进行检查，争取尽早发现副作用。

同时患者应该注意自身有没有和平常不一样的症状，所以自我检查也很重要。即便是很轻微的症状也有可能是重大副作用的前期阶段，当感到异常情况时，一定要立即向医生征求意见。

此外，有时会根据副作用的具体情况采取药效优先的原则。在这种情况下要按照医嘱持续用药。如类固醇类药物，突然停止用药的话病情会恶化，切不可主观臆断地停止用药。

治疗慢性风湿性关节炎的药物中，有不少药物除了患者本人外还会影响到胎儿。女性患者如有计划怀孕一定要告知医生。此外，不要忘记向医生告知药物过敏史、病史以及目前服用的药物。医生会通盘考虑这些情况然后再开处方。在接到处方时，除了向医生或者药剂师确认一下有什么样的副作用或者副作用的程度是没有问题的外，还要经常学习一下关于"药"的知识。

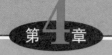

第4章

提高生活质量

**慢性风湿性关节炎的康复治疗**

◆ 康复治疗的作用是什么？

前面我们介绍了慢性风湿性关节炎的治疗关键是药物治疗，但是为了缓解疼痛和僵硬感，防止关节和肌肉功能的减退，康复治疗是不可或缺的。而且，为进行康复治疗，有必要弄明白疾病的功能障碍发展到什么程度了，以及这种功能障碍导致了哪些活动障碍。

关节的功能障碍对日常生活影响很大，洗澡、更衣、大小便、用餐、外出等，都需要关节的参与。患者是否能够完成日常生活中做的基本动作？是否需要别人帮忙？此外，结合患者的工作内容和家庭环境来考虑的话，恐怕会出现更多的问题吧。

康复疗法必须通过医生或者其他专业人员根据实际情况进行指导，通过训练把患者的大部分问题一个一个解决。

康复治疗的直接目的就是改善症状，同时也是改善患者生活质量（QOL）的训练。

124

### ◆ 如何利用日常生活进行康复治疗？

慢性风湿性关节炎的康复疗法大致可以分为"物理疗法""运动疗法""作业疗法""装备疗法"4种类型。

采取什么样的疗法、什么样的项目，根据患者的症状有所不同，但是大部分都会在家中进行。

正因如此，康复治疗和日常生活有着密切的关系。

比方说，抬起或者伸开手臂的动作并不需要专门做体操，在晾晒衣物或者做家务时可以自然地完成。此外，洗澡本身就是物理疗法和运动疗法。对于慢性风湿性关节炎的患者来说，也许日常生活中所有动作都是一种康复治疗。

关于具体的康复治疗的方法和内容，可以在各地的康复中心、医院的康复治疗科以及整形外科来接受指导。这时，一定要告诉医生康复时的疼痛程度以及生活中的种种不便。医生和专家会根据疾病的发展情况、生活环境和康复治疗的最终目标开出训练的处方。

那么，接下来我们来看一下各种康复疗法都有什么样的目的和所要进行的具体项目。这里我们融入了家庭可以进行的训练。

## 减轻痛苦的物理疗法有哪些？

◆ 是应该采用温热疗法还是冷却疗法呢？

物理疗法就是利用水、温或热、光、超声波等物理的刺激来减轻疼痛、促进血液循环的疗法，也称为理学疗法。其中，采用最多的就是加热患部的温热疗法。

但是，慢性风湿性关节炎的疼痛有时会让人纠结于"温热疗法"还是"冷却疗法"的选择。和其他患者交流时，有的会说"用水冷却患部后疼痛减轻"，还有的说"用热毛巾敷会比较舒服"。此外我们还经常听到有的患者说："长时间待在在冷气屋内的话，身体会变凉，疼痛加剧。"

实际上，为了减轻痛苦，究竟是选择"温热疗法"还是"冷却疗法"，要根据具体情况来确定。不过，一般认为，在炎症严重，患部发烫而且红肿的时候，用冷水或者凉毛巾来冷却患部比较有效。而且，当炎症消退后，为了缓解由于骨头变形带来的二次疼痛，温热患部促进血液循环很重要。

慢性风湿性关节炎当中有不少患者会出现时好时坏的反复症状。如今既有作用迅速的抗炎药物还有避免出现炎症的药物，再结合各种不同的物理疗法，根据最终治疗的结果来看，可以说还是温热疗法比较有效。

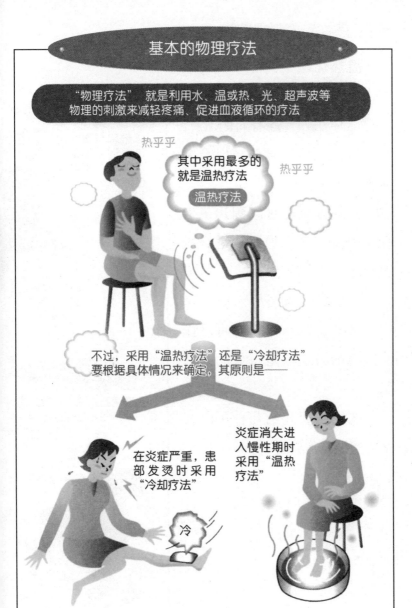

## 基本的物理疗法

"物理疗法"就是利用水、温或热、光、超声波等物理的刺激来减轻疼痛、促进血液循环的疗法

热乎乎

其中采用最多的就是温热疗法

温热疗法

热乎乎

不过，采用"温热疗法"还是"冷却疗法"要根据具体情况来确定，其原则是——

在炎症严重，患部发烫时采用"冷却疗法"

冷

炎症消失进入慢性期时采用"温热疗法"

## ◆ 家庭中可以实施的温热疗法

温热疗法中，除了有在医院进行的超声波疗法和镭射疗法等电疗法外，还有石蜡*浴、热水袋、入浴、部分浴以及温泉浴等疗法。

大部分电疗可以到达患者身体内部，可以说比较适合股关节等大关节的治疗。

热水袋和入浴等可以在家中实施，当疼痛发作时可以作为应急的方法或是每天的必修课。

这里我们介绍几种可以在家庭实施的温热疗法。

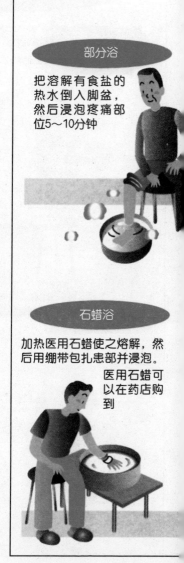

部分浴

把溶解有食盐的热水倒入脚盆，然后浸泡疼痛部位5～10分钟

石蜡浴

加热医用石蜡使之熔解，然后用绷带包扎患部并浸泡。医用石蜡可以在药店购到

## 自己可以实施的"温热疗法"

### 温泉、温水浴

在宽敞的温水池中不仅可以进行温热疗法，还可以进行步行和手足伸展的训练

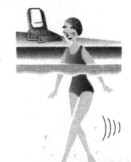

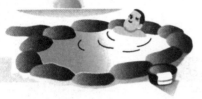

### 入浴

在39～40℃的温水中浸泡全身大约20分钟。除了有温热效果，恰当的浮力以及水流的反作用力可以有按摩的效果

39～40℃

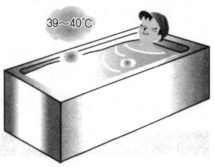

### 热水袋

用热水袋来温热患部。热水袋或温热器材可以在药店购到

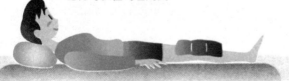

运动疗法能够恢复关节功能吗？

◆ 积极的运动非常重要

慢性风湿性关节炎患者无论药物疗法进行得多么彻底，如果不活动身体的话，关节功能和肌肉力量就会逐渐衰退并萎缩，不久手足就会变得僵硬。

因此，运动疗法成了非常重要的治疗方法。当疼痛发作时，即便是卧床不起的情况下，也要在尽可能的情况下活动上下肢的关节。

运动疗法当中，有借助他人的力量活动身体的"他助运动"和自己活动身体的"自主运动"。当自己不能够活动身体时，可以通过他助运动来改善和预防关节和肌肉的萎缩。但是只靠他助运动肌肉力量得不到恢复。此外，由于别人并不知道患者的疼痛程度，有时会超出患者活动范围，造成伤害。因此，即便是有某种程度的疼痛和不便，患者也应该积极地进行自主运动。

当功能障碍不断恶化或者疼痛剧烈时，轻微的动作都会给患者带来很大的痛苦。因此，认为"因为是风湿，必须静养"或者"因为是风湿，不能活动"的患者一定不少。但是，如果想要治愈风湿，必须要抛弃这种想法！

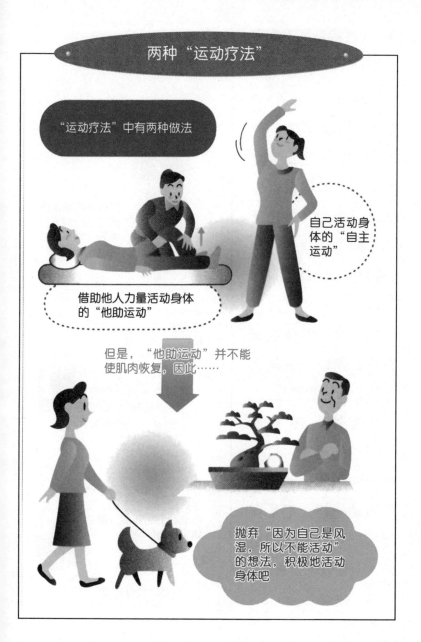

两种"运动疗法"

"运动疗法"中有两种做法

自己活动身体的"自主运动"

借助他人力量活动身体的"他助运动"

但是，"他助运动"并不能使肌肉恢复，因此……

抛弃"因为自己是风湿，所以不能活动"的想法，积极地活动身体吧

### 急性期或者疼痛严重时的运动

在炎症发生的急性期疼痛剧烈，此时没有必要活动疼痛的关节，只需做慢慢活动肌肉的"等尺运动"即可。这是一个无需变化但需要耐心的运动，因为可以在不增加痛苦的情况下完成，所以如果每天坚持的话非常有效。

此外，还有使用绳子的运动。这个使用绳子的运动和等尺运动一样，都是在疼痛期可以进行的运动，而且效果显著。

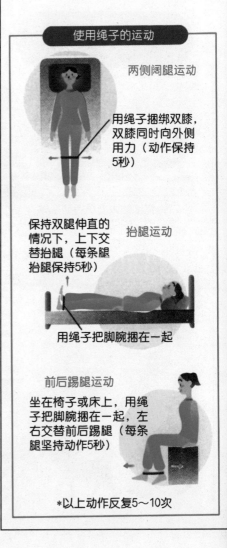

使用绳子的运动

两侧阔腿运动

用绳子捆绑双膝，双膝同时向外侧用力（动作保持5秒）

保持双腿伸直的情况下，上下交替抬腿（每条腿抬腿保持5秒）　抬腿运动

用绳子把脚腕捆在一起

前后踢腿运动

坐在椅子或床上，用绳子把脚腕捆在一起，左右交替前后踢腿（每条腿坚持动作5秒）

*以上动作反复5～10次

## 疼痛时进行的运动

### 等尺运动

①伸直双腿平躺
②膝关节慢慢用力（向大腿部
提拉）

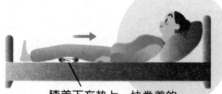

膝盖下方垫上一块卷着的
毛巾，这样更容易做动作

\*这个动作坚持5秒，反复5～10次

### 上肢运动

抬臂运动

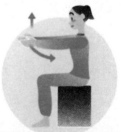

双臂向前平举，坚持动
作5秒，从这个位置向
上方或者两面活动双臂
（各自坚持动作10秒）

阔肩运动

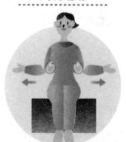

保持双肩自然下垂，向前
平举小臂，同时向两侧活
动小臂（保持动作5秒）

\*以上动作反复5～10次

## ◆ 症状稳定的慢性期的运动

当疼痛在一定上程度减轻后，如果能够活动身体的话，就开始做活动身体和关节的"风湿操"吧。

风湿操的主要目的是在活动身体关节的同时锻炼肌肉力量。因此，有手指、胳膊、腿的屈伸，肩的运动以及抓握训练等，种类繁多。

不管哪个动作都要慢慢地进行，千万不能用力过猛或者使用反冲力量。此外在运动之间做好深呼吸，在充分放松后再转入下一个动作。原则上运动的次数为10次一个组合，每日2个组合，以第二天不感觉到疼痛或疲惫为准。

而且，因为做这些动作时会有一些疼痛，所以最重要的就是适当忍耐，尽量做到极限。如果患部感到疼痛的话，肯定会觉得不安："如果再继续运动的话，一定会更痛吧。"当然，千万不能够勉强，但是如果因为害怕疼痛而不充分地运动的话，关节的可活动范围就会逐渐缩小。如果让理疗师帮着训练的话，有时会觉得活动范围比自己想象得大许多。因此在开始做风湿操的时候，一定要咨询一下专家"应该做什么样的运动，能够做到什么程度"？然后请专家指导，安排符合自己需要的内容。

## 各种各样的"风湿体操"

### 手指的运动疗法

反复做抓握的动作

双手反复向小指和大拇指方向弯曲

双手向前推掌，然后下垂

各手指关节逐个弯曲，然后同时弯曲

分别用双手紧握毛线团

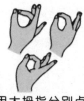

用大拇指分别点触其余四指

### 肘的运动疗法

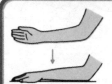

手掌和小臂同时完全贴紧台面，然后把手反过来

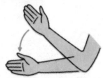

保持肘关节不动，尽量伸直手臂

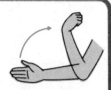

手用力往后拉，然后再慢慢松开

## 肩的运动疗法

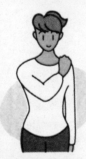

手经胸前放到另一侧肩部，然后尽量往背部触摸

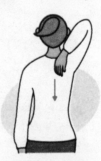

手经肩部触摸后背，然后尽量往下触摸

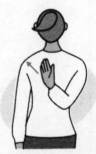

手从后面放到肩胛骨之间，然后尽量延伸

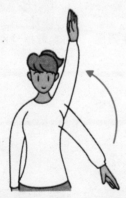

伸直手臂从两边向上抬起直到触碰到耳朵

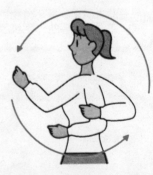

保持小臂与大臂垂直，前后摆动数次

● 脚的运动疗法

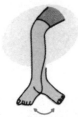 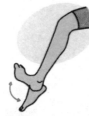 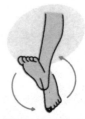

坐下，脚尖分别向内外两侧翻转，然后换脚运动

坐下，向上、向下活动脚尖

坐下，双脚分别用脚尖画圈

● 膝的运动疗法

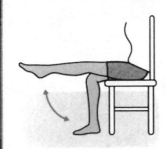 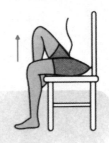

坐在椅子上，水平向前抬起一条腿，然后慢慢放下。另一条腿做同样的动作

坐在椅子上，向上抬起右腿，然后慢慢放下。另一条腿做同样的动作

## 腿的运动疗法

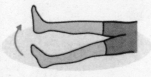

仰卧，然后使患腿向外伸开

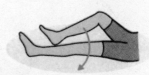

弯曲向外伸开的腿，跨另外一条腿

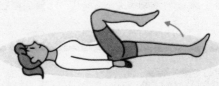

仰卧，弯曲并抬起一条腿，尽量使膝关节靠近胸部，然后换另外一条腿做同样的动作

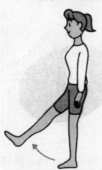

站立，保持右腿膝盖不弯曲并前后甩动

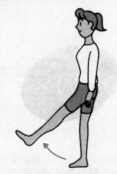

换另外一条腿前后甩动

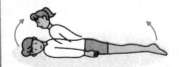

肩的运动疗法

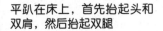

平趴在床上，首先抬起头和
双肩，然后抬起双腿

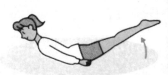

平趴在床上，同时抬起头、双
肩和双腿

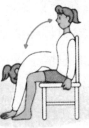

坐在椅子上，然
后弯腰使头部埋
入双膝之间，最
后慢慢还原

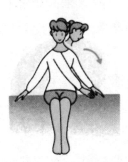

坐下来，利用双臂的重
力，自然地左右甩动

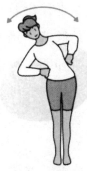

保持站立姿势，做
左右弯腰的动作，

# 辅助日常动作的作业疗法和装备疗法

## ◆ 享受作业疗法带来的乐趣

作业疗法就是主要以训练手和手指的运动为目的的疗法。在作业理疗师的指导下，通过手工艺、编织、藤条加工、黏土加工、书法、绘画、打字、识盲文等精细的作业来恢复手指的功能。

作业疗法的重点在于享受过程。刚开始的阶段，即便是训练也无法像想象中那样活动手指，有时候会令人焦急。作业训练中所做的事情不仅可以让人感受到兴趣和生活的意义，而且有些作业内容本身就属于职业训练。同时这还为兴趣相投、同病相怜的病友提供交流的机会。

如此一来，作业疗法又有了一种效果。患者在生病后情绪容易低落、足不出户，而要和慢性风湿性关节炎打交道就要开朗、积极地度过每一天。为了接受治疗，就要往返于当地的训练中心，或者为了买书法和绘画的工具而去逛街等。以作业疗法为契机，积极外出的患者在不断增多。

即便是不能够很好地进行作业疗法，如果能享受过程的话，心理康复效果也很明显。一定要寻找适合自己的训练内容，并积极地参与。

## ◆ 积极地利用器具和自助装备

器具就是预防、矫正关节变形、保护关节的工具。

有保护手指关节的指套，有保护稳定颈椎的颈椎托、纠正踇趾外翻的器具以及质量轻盈的铝制手杖等。这些器具和装备都是定制的，因此可以和医生、理疗师或者疗养师商量一下，定制符合自己需要的器具。

但是因为这些器具比较显眼，而且带上去之后有些动作会变得困难，让人觉得郁闷，好像不少患者直到病情很严重时才不情愿地使用。还有不少患者认为，带上器具之后会妨碍关节运动，趁关节能够活动就不带。

但是，事实上，这些器具在功能障碍出现之前，预防性地使用是最为理想的。因此一定要理解这些器具的必要性，尽量在早期使用。

此外，还有步行器、人造手、固定餐具的吸盘、帮助穿脱衣服的扣子夹以及穿裤器等解决日常生活中不便的器具，这些称为自助装备或者辅助装备。现在这些自助装备种类很丰富了，可以在护理商店或者家庭护理支援中心取得试用品，通过试用再选择适合自己的装备。

为了防止疾病的发展，也为了充分发挥身体剩下的功能，应该积极地试用器具和自助装备。

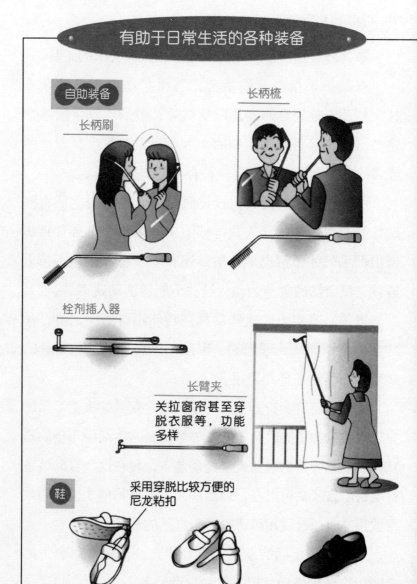

## 有助于日常生活的各种装备

**自助装备**

**长柄刷**

**长柄梳**

**栓剂插入器**

**长臂夹**

关拉窗帘甚至穿脱衣服等，功能多样

**鞋**

采用穿脱比较方便的尼龙粘扣

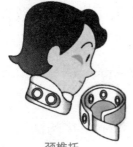

**颈椎托**

质地轻盈、透气良好、使用方便

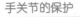

**手关节的保护**

采用伸缩性良好的内衣材质，具有很强的调节作用，并且植入两根支撑物提高强度

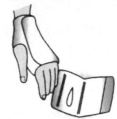

**指套（适用于Z型变形）**

使用皮革不易脱落

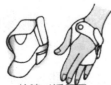

**护腕（适用于尺侧变形）**

可以矫正手指向小指一侧的变形，用透明轻盈的塑料制成

**膝关节用装备**

采用伸缩性良好的内衣材质，具有很强的调节作用

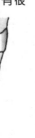

**足底板**

设计紧凑，可以穿入鞋中

143

## 可以利用手术来恢复关节功能吗？

◆ 慢性风湿性关节炎的手术有哪些？

慢性风湿性关节炎的治疗中采取的手术可以大致分为3种：切除炎症部分的"滑膜切除术"、固定被破坏关节的"关节固定术"，以及再造被破坏关节的"关节置换术"。

首先，我们来详细地看一下各种手术的目的和方法吧。

**滑膜切除术**

慢性风湿性关节炎中，只要滑膜炎症得不到有效控制，关节就会逐渐被破坏。因此，在药物疗法或者康复理疗中，炎症得不到控制时，有必要通过"滑膜切除术"来切除炎症部分的滑膜。

滑膜切除术有两种方法：一种是把关节部分大面积打开完全解除滑膜；另外一种是通过关节镜的内视镜来观察关节内部，对炎症部位进行小范围的磨除。

使用关节镜的手术是从国外引进的方法，方便易行，不用担心会对肌肉和韧带等其他组织带来伤害，患者的负担大幅减小。不过，由于不能够彻底切除滑膜，有时候根据病情的发展可能会需要二次手术。

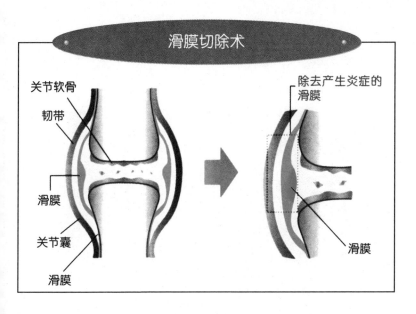

滑膜切除术

关节软骨

韧带

滑膜

关节囊

滑膜

除去产生炎症的滑膜

滑膜

**关节固定术、颈椎固定术**

关节固定术的目的是通过固定关节来消除疼痛。因此一般实施于手指、手腕、脚腕等即便不能活动也不会给生活带来障碍的关节。

尽管术后关节不会疼痛了，但是由于关节被固定了，会带来不便，有必要在生活当中使用一些自助工具。

另外，颈椎固定术的目的和关节固定术有所不同。

慢性风湿性关节炎中，有炎症会扩散到颈椎（椎骨的上端，脖子部分）。特别是从上面数第1块和第2块颈椎，如果因炎症发生脱臼或者亚脱臼的话，后脑壳会感

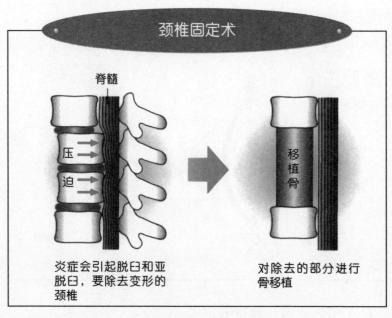

颈椎固定术

脊髓

压迫

炎症会引起脱臼和亚脱臼，要除去变形的颈椎

移植骨

对除去的部分进行骨移植

到疼痛，如果进一步压迫神经的话会产生麻木和运动麻痹。任其发展的话会产生呼吸麻痹，可能危及生命。

人工关节置换术

在慢性风湿性关节炎的手术当中，采用最广泛的就是"人工关节置换术"。这种手术首先切除被破坏的关节，作为替换植入人工关节。这样不仅可以使关节重新活动而且还可以防止疾病的复发。

这种手术可以在膝、股、手腕、肘、手指、脚腕、肩等关节实施，但是由于希望可以重新行走的患者比较多，因此对膝关节、股关节进行的手术较为频繁。

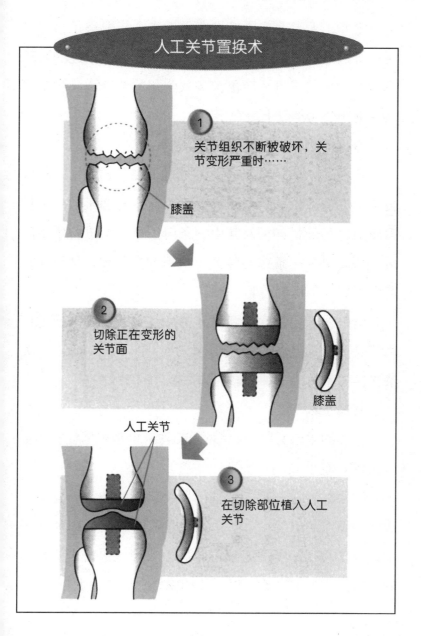

人工关节置换术

1

关节组织不断被破坏，关节变形严重时……

膝盖

2

切除正在变形的关节面

膝盖

人工关节

3

在切除部位植入人工关节

147

此外，人工关节置换术在最近十几年取得了很大发展。特别是人工关节的材质变得非常优良。最近的人工关节中，采用了质地轻盈、经久耐用的钛合金，预测可以使用20～30年以上。

不过，也有一些问题有待解决。

其中的一个问题就是，尽管人工关节的使用年限延长了，但是并没有清楚的界限，因此不能向年轻患者推荐使用。另外，如果对其中一条腿的膝关节进行手术的话，那么另外一条腿的膝关节负担就会加重，结果往往造成另外一条腿也需要手术。

但是，当药物疗法和康复治疗无效，或者即便是使用器具和自助装备也无法解决生活中的不便时，人工关节置换术不失为一种较好的选择。

**其他手术**

主要的手术有前面介绍到的3种，但是根据症状还可以选择其他手术。

比如，当控制手指屈伸的肌腱断裂时要进行连接，或者进行移植其他肌腱的"肌腱再造术"；踇趾外翻中，脚变形比较严重时要削骨纠正变形，进行消除疼痛的"脚趾成形术"等，根据各种需要来进行手术。

## ◆ 什么时候采取手术比较好？

手术和药物疗法以及康复治疗一样，是慢性风湿性关节炎治疗所必需的手段之一。可以说，每种疗法都各有利弊，当疾病的发展很明显，而药物疗法和康复治疗又达不到治疗效果时，必须进行手术。

比如，通过关节置换术可以重新开始走路或者活动，这无疑能够提高生活质量。这其中，有些患者通过对多处关节进行手术，再次回到工作岗位或者重拾了登山一类的爱好。可以说为了扩大活动的范围，接受手术是选择之一。

"风湿之友协会"对患者进行的问卷调查显示，对于风湿患者来说最痛苦的是"剧烈疼痛和难以治愈"，其次是"必须借助外力"和"不能外出"。

从这个调查结果来看，当不能够做一些日常生活中的动作时，就要考虑接受手术治疗。

不过，手术不一定一次就能做彻底，有时其他关节也需要手术。而且，一定要积极地进行术后的康复训练。

决定是否采取手术说到底还是看患者本人。关键的是要认真听取医生的说明，对术后生活的改变做出冷静的判断。

支持所有治疗的基础疗法有哪些？

◆ 要清楚自己的目前症状和病情经过

我们前面大致介绍了风湿的治疗方法，为了使这些疗法最大程度地发挥效果，"基础疗法"很有必要。这是治疗慢性风湿性关节炎不可缺少的方法，下面我们详细介绍一下吧。

这个所谓的"基础疗法"就是患者自身的心理准备和治疗以前患者在日常生活中应采取的做法。具体有：应该掌握有关风湿的正确知识；相信医生并遵照医嘱；保持运动和静养的平衡；以积极的心态面对疾病。

首先，有必要掌握自己目前的病情和迄今为止的病情发展情况。如果不知道自己目前的状况、正在吃什么药，就不能够正确地采取治疗。相反，如果能够把握病情的经过，就可以有效地预防疾病的复发。慢性风湿性关节炎的治疗是先下手为强，如果掌握了这一点，就可以早期用药来抑制病情，根据具体情况可以选择使用类固醇类药物。一定要好好学习疾病的知识、药物知识，并把握自己的身体状况。在开始治疗时，我们要有哪些准备呢？让我们继续往下看。

## "基础疗法"——4个心得

"基础疗法"中重要的是以下4个心得

**1** 掌握关于疾病的正确知识

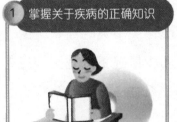

**2** 相信医生并遵照医嘱

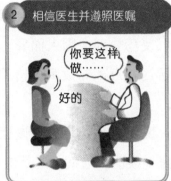

你要这样做……

好的

**3** 保持运动和静养的平衡

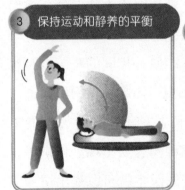

**4** 以积极的心态来面对疾病

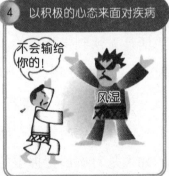

不会输给你的!

风湿

充分掌握疾病知识、药物知识、自己的身体状况,稳步推进治疗

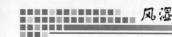 

◆ 与医生的信赖关系可使治疗顺利进行

慢性风湿的治疗会陪伴患者终生，为了长时间地顺利推进治疗，必须和医生建立可靠的信赖关系。而且，为了做到这一点，患者自身的学习很重要。

对于患者来说，慢性风湿性关节炎的症状、治疗方法以及药效都会因人而异。不少情况下都是因为患者不了解这一点，导致医患信赖关系被破坏，使治疗无法推进。

说到这儿，有不少慢性风湿性关节炎患者一家接着一家地换医院看病，这是绝对不应该的。

频繁转院看病的患者一般是因为无法忍受药效出现之前的等待，大部分的抗风湿药如果不连续吃上2～3个月的话是无法判定效果的。即便是相同的药，有时也会出现对A患者起作用，而对B患者不起作用的现象。

大部分情况下，倘若不是一直看病的医生就不会知道具体哪种药起作用，哪种药容易出现副作用等。此外，如果是对病情把握很好的医生就可以提出适当的治疗方案防止病情进一步发展。

请一定不要忘记，假如要频繁转院的话，每次都要重新做检查，又使治疗回到原点。

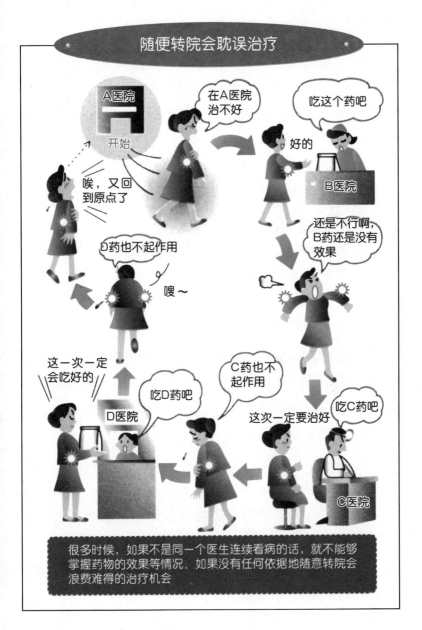

◆ 注意运动和静养的平衡

作为基础疗法，希望向患者推荐的疗法当中有"积极的运动"。不过，事实上在风湿的治疗当中，患者经常被提醒说"静养很重要"。那么，如何来把握两者之间的平衡呢。

的确，在炎症的高峰期应该保持静养。不但出现炎症的部位要静养，还要保持全身不动，甚至有时要根据情况用器具来固定。

但是，如果在炎症消退后仍然拘泥于"静养"的话，关节的功能和肌肉力量就会逐渐衰退。此外，如果长期不活动关节，关节内的废弃物就会堆积，相反地会使炎症恶化。

出现风湿性关节炎后，因为疼痛和障碍，原本就不怎么活动的身体活动更少了。这里再加上"必须要静养"的错误想法，所以对于患者来说可能要做一些感觉上甚至有点痛苦的运动。

不要自我设限地告诉自己"我提不起重物""我不能去旅行"等。一定要尽量像正常人一样地去生活。这里所谓的"静养"是说要适度地生活，当感受到疲劳时要休息。

为了改善风湿症状，在允许的范围内适度地运动就是最好的平衡点。

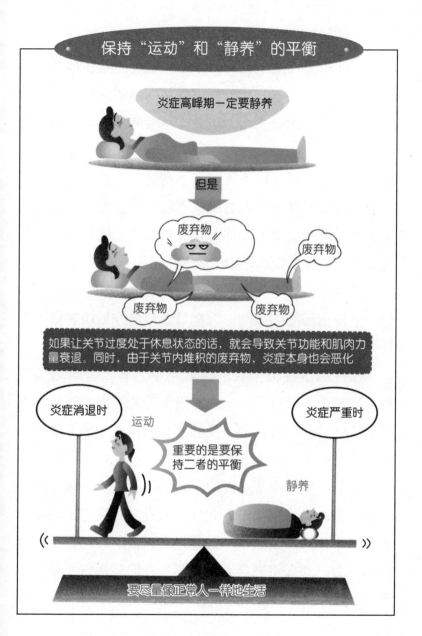

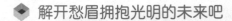

◆ 解开愁眉拥抱光明的未来吧

慢性风湿性关节炎的治疗中，重要的是在精神层面积极地应对。关于疾病，有整天愁眉紧锁的患者，还有相信光明未来积极生活的患者，两者的治疗效果有很大不同。

当疼痛严重身体不能随意运动时，肯定会担心"不知道什么时候我就可能会卧床不起了"。当无法做一些原来可以顺利完成的动作时，一定会产生绝望的感觉："我居然连这么简单的动作都无法完成……"

但是在因为不能做的事情而悲观之前，是否应该享受一下目前还能够做的，并把目光投向今后能够做的事情呢？

慢性风湿性关节炎的患者当中，有不少带着病坚持工作和个人爱好的人，还有坐上轮椅去海外旅行的患者。像这样的患者，为了能够享受人生正积极地接收治疗。

目前，恢复关节功能的手术取得了进步，减少患者不便的自助器具也很多。此外，具有划时代意义的新药也会在不久的将来面市。只要抱有积极的心态，然后再付出努力，那么将来会无限光明。我们将在下一章节，给大家更加具体地介绍方便患者的生活要点。

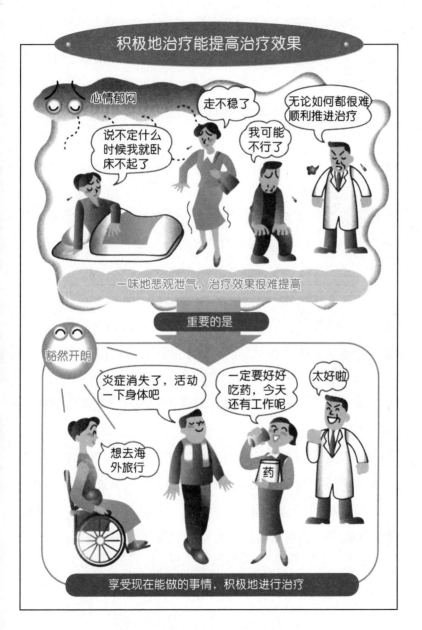

## 专栏4　什么是风湿患者之友？

慢性风湿性关节炎患者的最大烦恼之一就是"周围的人不了解这一疾病"。的确，剧烈的疼痛和障碍引起的不便以及对疾病的不安是健康人难以理解的。

慢性风湿性关节炎这一疾病一旦患上就会和它打一辈子交道。对于患者来说有没有一个能够理解、可以互相商量的人，心情是截然不同的。日本"风湿之友协会"是一个以被慢性风湿性关节炎所困扰的患者为主要成员组成的协会。会员数大约2.2万人（1999年11月统计）。全日本有47个支部，会员患者们在友好的氛围下互相激励，共同战胜疾病。

此外，通过会报——《流》以及专家的演讲会、交流会，为患者提供医疗咨询、正确的治疗方法以及和疾病做斗争的生活方法等信息。

像这样患者们自主的活动，不仅能够成为患者心灵的支柱，也对医学的发展、风湿专科医生的激励和培养起着很大的作用。

在终身治疗的慢性风湿性关节炎中，重要的是掌握关于风湿的正确知识以及以积极的心态应对。"风湿之友协会"就是抱有相同烦恼的朋友相聚的一个场所，也是一个能够获得关于治疗以及对日常生活有帮助的各种信息的场所。

# 第 5 章

# 和慢性风湿性关节炎
# 友好共处

# 对付宿敌有哪些方法？

## ◆ 要耐心持续地接受治疗

慢性风湿性关节炎和痛风等疾病一样，需要花费余生来治疗，也就是说这是一种需要患者耐心对待的疾病。

在患者中间，当红肿、疼痛等症状暂时消失时，不少人会错误地认为风湿治愈了，而且不知不觉就中断治疗，忘记吃药或者康复训练。

但是，很遗憾的是这种疾病不会被完全治愈，这只不过是症状暂时减轻而已。大部分的患者都会经历这种"减轻"和"恶化"的反复，症状的类型因人而异，既有持续慢性疼痛的患者，也有症状减轻后自认为完全治愈的患者。

如果说症状好转就中断治疗的话，那么难得的相对稳定的病情就难以维持。能够控制慢性风湿性关节炎的方法就目前来说仅有药物疗法。如果停止用药的话，那么病情就会无法控制，再次恶化。

对于慢性风湿性关节炎的治疗来说，耐心比什么都重要。

◆ 尽可能开朗快活地过好每一天

尽管慢性风湿性关节炎需要余生来治疗，但是也没必要悲观泄气。如果能够早期发现疾病，坚持采取适当的治疗和康复训练，可以在很大程度上改善疼痛和生活中的不便。

高明地和风湿性关节炎打交道的要点是"不能放弃"，而且要"积极地和疾病做斗争"。也就说要一边努力改善疼痛和生活中的不便，一边开朗地生活。一定不要认为"生病了，今后再也无法享受生活了"。不仅没有必要限制生活，而且要以敢于挑战任何事物的勇气来面对生活。

尽管这样说，但是疼痛和障碍终归会给生活带来不便。这种时候，可以最大限度地利用药物和手术等医疗手段，也可以通过器具或自助装备来改善生活质量。此外，不要认为向家人和周围的人求助是什么难为情的事情。

来想象一下如何开朗快活地过好每一天吧。能否享受确诊后的人生关键是要看患者本人的努力和心态。

因此，我们下面介绍一下日常生活中可以采取的方法、对治疗有用的信息以及生活中的提示等。

# "心境"和"感情"既是毒药也是良药

◆ "欢笑"可以为我们缓解病痛吗？！

我们的身体很容易受到心境和感情的影响。

在美国，30年前就开始研究"欢笑"对疼痛的影响。研究发现，"开心""有趣"等正面的情感可以增强免疫力、缓解疼痛，给身体带来正面影响。

当我们的身体遭受疼痛时，身体会有一种试图改变这种疼痛的力量，这种力量之一就是肾上腺分泌的"β内啡肽"物质。这种别名又称为"脑内吗啡"的物质具有镇痛和使心情变好的作用。当人们欢笑或者感到开心时，"β内啡肽"的分泌就会旺盛，让人一时间忘记疼痛。

美国的某一医疗机构在病房内放有让患者感到发笑的小道具或者笑话书，或者放映喜剧电影，把"欢笑"纳入治疗。

生病后心情容易消沉，但是这个时候听听单口相声、看看喜剧电影，或者听听喜欢的音乐，都是不错的方法。人类与生俱来的能力可以为我们缓解疼痛。

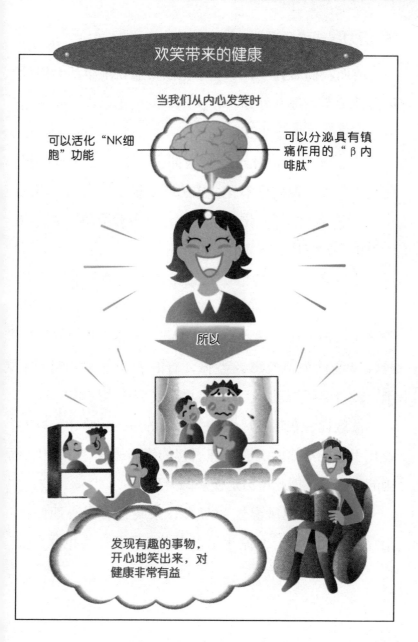

欢笑带来的健康

当我们从内心发笑时

可以活化"NK细胞"功能

可以分泌具有镇痛作用的"β内啡肽"

所以

发现有趣的事物，开心地笑出来，对健康非常有益

163

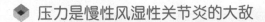

### ◆ 压力是慢性风湿性关节炎的大敌

前面我们看到了，从医学上来讲愉快地生活对慢性风湿性关节炎很有好处。相反地，闷闷不乐或者积累压力对疾病的康复非常不利。

一般认为压力对好多疾病都很不利，对于慢性风湿性关节炎来说同样不好。压力既是风湿的发病原因之一，也能导致病情恶化。事实上，压力对于和风湿有密切关系的免疫功能有着很大的影响。

具体来说，压力能够使正常的免疫功能低下。此外，有的人"当讨厌的人一靠近就起荨麻疹"，这是由于过去经历的压力被放大，引起的"异常免疫反应"。慢性风湿性关节炎患者当中，有的人一听说"明天下雨"就会疼痛加剧，这同样是由于受到压力的影响。

像这样，在慢性风湿性关节炎的慢性疼痛中，既有炎症引起的疼痛，又有心理引起的疼痛——"非身体原因的疼痛"，因此压力是疾病的大敌。

为了和慢性风湿性关节炎长久共存，耐心地坚持治疗就不用说了，日常生活当中避免积累压力也非常重要。

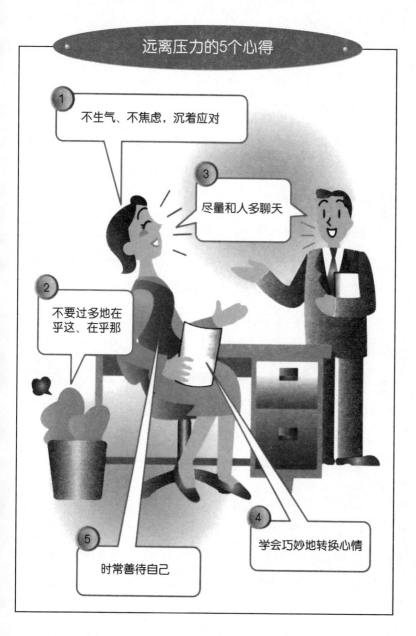

**如何保证舒适的衣、食、住？**

◆ 如何轻松地更换衣服

当日常活动变得受限时，无论做什么都会变得麻烦。比方说穿脱衣服变得困难时，别说打扮了，恐怕仅仅外出都会觉得麻烦。

因此，我们来考虑一下通过借助一些方法和自助装备来改善更衣时的困难吧。当穿毛衣或者T恤等衣服时，把两只胳膊放在桌子上穿的话就会容易很多。此外，当穿带有扣子的衬衣时，使用"扣夹"这样的自助装备就能够简单地扣扣子了。

当穿袜子或者长裤时首先坐在椅子上，然后把脚放到台子上，这样动作就变得容易了。此外，如果使用"穿裤器"这一自助装备的话就更加方便了。

当穿背上带有拉链的连衣裙时，如果手无法伸到背后，是不是会有想放弃的念头呢。这样的情况下，可以试着用一下"拉链器"。

这些自助装备在习惯之前可能会有点麻烦，但是如果反复练习几次的话就可以顺利使用了。

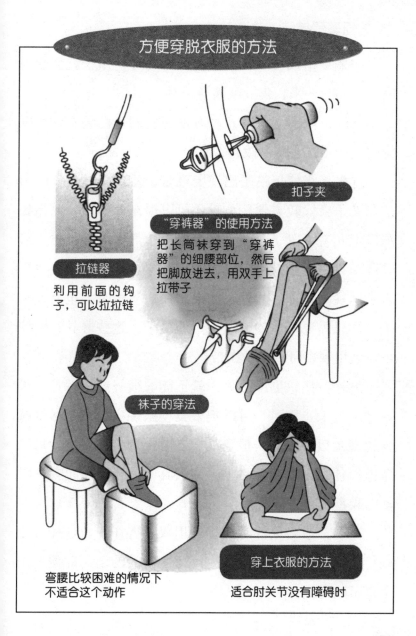

## 方便穿脱衣服的方法

扣子夹

拉链器

利用前面的钩子，可以拉拉链

"穿裤器"的使用方法

把长筒袜穿到"穿裤器"的细腰部位，然后把脚放进去，用双手上拉带子

袜子的穿法

弯腰比较困难的情况下不适合这个动作

穿上衣服的方法

适合肘关节没有障碍时

167

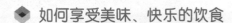

### ◆ 如何享受美味、快乐的饮食

如果手指或者手腕关节出现障碍时，用餐就会变得困难。如此一来，食欲就逐渐减退。

目前，市面上售有各种方便用餐的自助装备，可以使用这些器具尝试着改善饮食。

首先，当使用筷子出现困难时，使用经过改良的勺子和叉子会比较方便。如果还可以握东西的话，只需要加粗把儿就可以了。在手指变形比较严重的情况下，可以选择只用拇指就可以握住的把儿或者把器具改变成更容易用餐的角度。此外，如果想使用筷子时，也有像勺子一样只需要握住就可以使用的筷子。这些器具，即使是在外用餐也可以随身携带。

另外，症状更严重时，就不能够很好地用餐具，或者拿不起来。这时，可以把餐桌稍微加高一点，尽量减少送餐入口的距离。但是没有必要特意更换餐桌，可以考虑用什么来放到餐桌上垫高餐具。还有，防止餐具滑动的吸盘也很方便。

在喝茶或者果汁时，尽量用双手持杯子，这样可以减轻手指的负担。如果使用可弯曲吸管的话，即便不用手也可以喝到。

## 方便用餐的器具

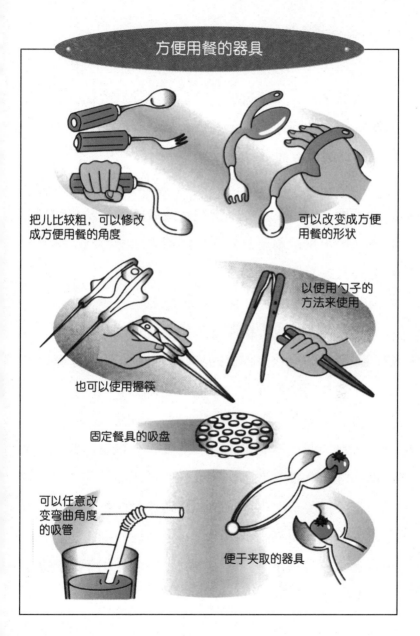

把儿比较粗，可以修改成方便用餐的角度

可以改变成方便用餐的形状

也可以使用握筷

以使用勺子的方法来使用

固定餐具的吸盘

可以任意改变弯曲角度的吸管

便于夹取的器具

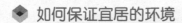

### ◈ 如何保证宜居的环境

当腿关节出现症状时，有时步行会变得困难。此外，慢性风湿性关节炎患者容易出现骨质疏松，骨质变得脆弱。因此应注意避免滑倒、跌倒导致的骨折，有必要在居住环境方面下功夫。

地板的材质换成防滑的是最理想的，但是如果全部改装不现实的话，可以铺上地毯或者防滑垫防止跌倒。此外，地上尽量不要放置任何妨碍走路的物品，插座等也要尽量安置在某一端（以防走路时踢到）。如果感觉门前的台阶比较陡，可以铺上人工斜面。

如果在走廊或者楼梯安装扶手就可以有效地防止跌倒，即便身体有一定程度的障碍，也可以自己走路。这时，注意扶手的位置一定不能过高，一般以患者的腰部高度为宜，这个高度在患者走累时还可以依靠着休息。

此外，即便不需要轮椅，准备一个带有小轮子的椅子也会使家中的活动变得方便。

当手指关节出现症状时，旋转球形门把手的动作就会变得困难，用杆式把手会比较方便。假如不是杆式把手，那么还有只用手腕的力量就可以旋转把手的自助装备，不妨利用一下。

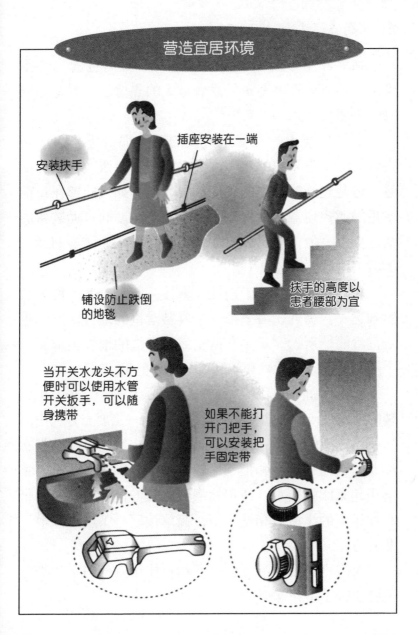

营造宜居环境

安装扶手

插座安装在一端

铺设防止跌倒的地毯

扶手的高度以患者腰部为宜

当开关水龙头不方便时可以使用水管开关扳手，可以随身携带

如果不能打开门把手，可以安装把手固定带

171

## ◆ 如何调整洗手间和浴室

站立和坐下的动作变得困难时，如厕也会变得困难。慢性风湿性关节炎的患者最大的焦虑之一就是如厕时的不便。

如果目前用的便器是日式的话，那么还是换成西式便器吧。上年纪的患者中似乎有不少对西式便器有抵触，但是起身的动作的确变得很方便。如果能够在目前使用的西式便器上放置一个可以调节高度的自助装备的话就更加方便了。另外，如果是自动清洗式便器的话，清洁工作就变得轻松了。

入浴时的动作对于慢性风湿性关节炎患者来说也是困难之一。另外，浴室是一个容易滑倒的地方，所以也是危险的场所。一定要在浴室或者浴缸的地板上放置一个防滑地毯，在墙壁和浴缸边缘安装把手。

水龙头和门把手一样，杆式开关最为理想，还有把旋转的水龙头换成杆式开关的自助工具，一定要充分利用。

当洗澡的动作比较困难时，可以使用毛巾两端带有环儿的自助工具，和把手比较长的洁身刷子。这时，香皂用起来比较困难，使用沐浴液比较方便。如果选用带有按压泵的沐浴液和洗头膏，简单按压一下就可以啦，非常方便。

入浴也是康复治疗之一，积极使用方便的工具把自己打扮得干净利落吧。

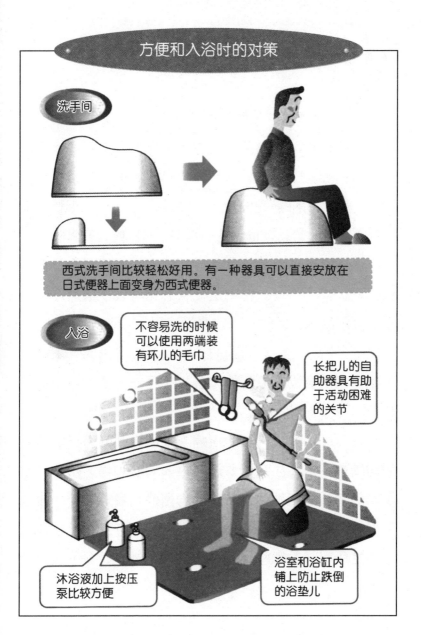

方便和入浴时的对策

洗手间

西式洗手间比较轻松好用。有一种器具可以直接安放在日式便器上面变身为西式便器。

入浴

不容易洗的时候可以使用两端装有环儿的毛巾

长把儿的自助器具有助于活动困难的关节

沐浴液加上按压泵比较方便

浴室和浴缸内铺上防止跌倒的浴垫儿

173

**饮食需要注意的事项有哪些?**

◆ 基本上来说没有不能吃的东西

对于慢性风湿性关节炎患者来说,有没有适宜或者禁忌的食物呢?首先是关于禁忌的食物,痛风需要控制肉类、鱼类、啤酒等一些高嘌呤的食物,而慢性风湿性关节炎没有这样的禁忌,也就是说基本上可以吃任何食物。

患慢性风湿性关节炎之后,原本吃饭的动作就很困难,就会懒于进食。特别是症状恶化时食欲减退,不少患者日渐消瘦。因此,一定要好好用餐,享受美食。

适当饮酒是没有问题的。对于爱好喝酒的人来说,适量的饮酒会成为减压的方法。顺便提一下,所谓适量是指啤酒中瓶1瓶。

只不过,就如一般的疾病当中所提到的那样,营养的均衡最重要。注意不要过多摄入脂肪和糖,防止维生素和矿物质的不足,注意营养均衡的用餐。此外,慢性风湿性关节炎患者经常被医生警告要注意饮食过度和运动不足所引起的肥胖。如果体重增加过多,关节负担就会加重。

## 按照体格指数得出的"理想体重"

| 身高（厘米） | 理想体重（千克） | 身高（厘米） | 理想体重（千克） |
|---|---|---|---|
| 150 | 49.5 | 168 | 62.0 |
| 151 | 50.1 | 169 | 62.8 |
| 152 | 50.8 | 170 | 63.5 |
| 153 | 51.4 | 171 | 64.3 |
| 154 | 52.1 | 172 | 65.0 |
| 155 | 52.8 | 173 | 65.8 |
| 156 | 53.5 | 174 | 66.6 |
| 157 | 54.2 | 175 | 67.3 |
| 158 | 54.9 | 176 | 68.1 |
| 159 | 55.6 | 177 | 68.9 |
| 160 | 56.3 | 178 | 69.7 |
| 161 | 57.0 | 179 | 70.4 |
| 162 | 57.7 | 180 | 71.2 |
| 163 | 58.4 | 181 | 72.0 |
| 164 | 59.1 | 182 | 72.8 |
| 165 | 59.8 | 183 | 73.6 |
| 166 | 60.6 | 184 | 74.4 |
| 167 | 61.3 | 185 | 75.2 |

体重：舍去小数点后2位

体格指数（BMI：体重指数）是指把体重（千克）除以身高（米）的平方所得出的数值。一般认为18～27属于正常范围，值为22的人寿命最长。
因此……
理想体重（千克）=身高（米）的平方×22
所得到的体重。如表所示。

理想体重

例　假如身高160厘米→1.6×1.6×22=56.3千克

◆ 预防并发症的饮食

究竟有没有什么饮食能够显著地改善慢性风湿性关节炎呢?

其实与其期待饮食对慢性风湿性关节炎的直接效果,倒不如利用饮食来预防疾病的并发症。这里有几点值得注意的地方。

由于疾病和药物的副作用,慢性风湿性关节炎患者容易出现各种各样的并发症,其中特别需要留意的是骨质疏松。由于关节的破坏、骨质变脆,加之长期使用甾体类抗炎药,所以很容易导致骨质疏松。

为了预防骨质疏松,需要积极地摄取钙质和维生素D。钙质是构成骨骼的主要成分,而维生素D可以促进钙质的吸收。尽管有时医生会把这些营养素和抗炎药一起开处方,但是最好还是能够在日常饮食中摄取。富含钙质的食物有牛奶、奶酪等乳制品,小鱼,菠菜等黄绿色蔬菜,鹿尾菜、裙带菜等海藻类。富含维生素D的食品有动物肝脏、沙丁鱼、青花鱼、金枪鱼、鲣鱼等。

此外,贫血也是慢性风湿性关节炎患者中多发的症状。为了消除这种症状,患者除了要多吃富含铁质的动物肝脏、鹿尾菜、蛤仔等食物外,还要尽量摄入有助铁质吸收的蛋白质和维生素C。

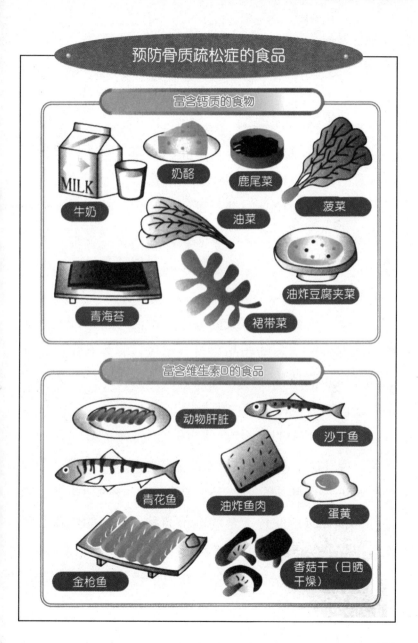

**预防骨质疏松症的食品**

**富含钙质的食物**

牛奶

奶酪

鹿尾菜

油菜

菠菜

青海苔

裙带菜

油炸豆腐夹菜

**富含维生素D的食品**

动物肝脏

沙丁鱼

青花鱼

油炸鱼肉

蛋黄

金枪鱼

香菇干（日晒干燥）

**有没有受过错误常识和信息的摆布？**

◆ "特效药"的陷阱

妨碍慢性风湿性关节炎治疗的大敌之一就是受到错误信息的误导而放弃重要的药物治疗。

所谓错误的信息，就是民间疗法或者健康食品中经常看到的"这种药彻底治愈了慢性风湿性关节炎"等宣传内容。介绍一些夸张的效果体验，俨然"特效药"的商品非常多见。

但是，前面我们多次提醒过：目前为止，彻底治愈慢性风湿性关节炎的药品还没有出现。假如真如民间疗法和健康食品所描述的那样具有强大药力的话，恐怕在很久之前就会被作为"治疗药物"被认可了。

如果有人通过民间疗法或者健康食品彻底治愈了，那么可以说"这个人原本就没有患上慢性风湿性关节炎"。

另外，一些不良商贩经常危言耸听来增加患者的不安和烦恼，以便兜售大量的高价商品。这样的销售员经常会提到"医生的药物不可靠"之类的内容。

我们千万不能受这些错误信息的误导，延误了重要的治疗。

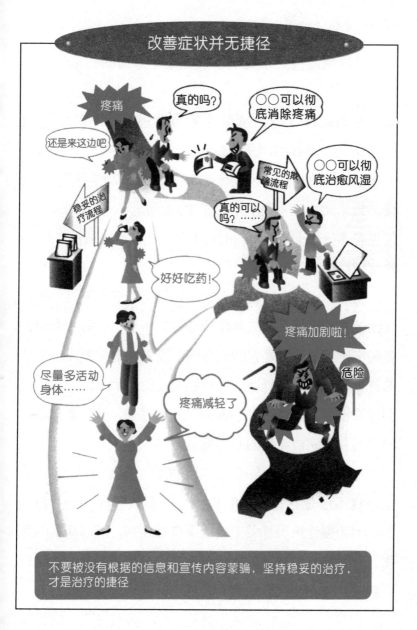

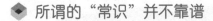

### ◆ 所谓的"常识"并不靠谱

慢性风湿性关节炎中，有几个不靠谱的"常识"误区。

比如说，"慢性风湿性关节炎患者一生都不能活动"等就是很好的例子。的确，急性期确实需要静养，但是长时间的静养会导致逐渐失去关节功能和肌肉力量。为了防止疾病恶化，积极的运动是不可缺少的。不仅患者本人，包括家人和周围的人一定不要被这种错误的常识误导。

另外，还经常听说"天气不好时疼痛会加剧"。在湿气比较重的梅雨季节或者比较寒冷的冬季，疼痛加剧的患者确实比较多，但是在四季分明、温差和湿度差比较明显的日本，时常保持舒适的湿度和温度比较困难，因此，我们尽量不要太在意这种"常识"。反过来，我们要有在任何天气和疾病做斗争的心理准备。

还有，有不少人感觉"感冒后风湿会恶化"。但是，这不过是感冒常见的症状，而多数情况下就不是感冒。因为慢性风湿性关节炎是全身性疾病，随着病情的恶化，有时候类似感冒的症状也会在全身出现。在出现这些症状时，先不要武断地判断为感冒，要请医生诊断。

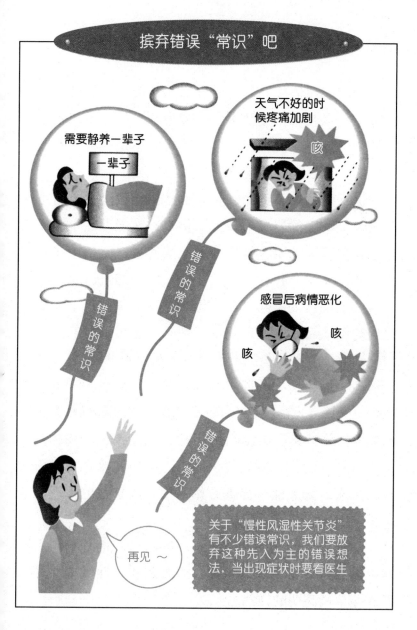

**慢性风湿性关节炎可怕吗？**

我们前面依次介绍了慢性风湿性关节炎的机制、治疗方法，以及日常生活中的注意事项，这里我想重点强调的一点就是，慢性风湿性关节炎并不是一种非常可怕的疾病，没必要过度担心。

这种疾病并不致命，正因如此，导致医学界对慢性风湿性关节炎的研究比较晚。但是，在最近几年对慢性风湿性关节炎的研究得到了较大的发展。包括镇痛和抗炎的非甾体类药物，以及防止疾病发展的抗风湿药物，各种药效优良的药物被开发出来。在欧美，有不少新药已经得到认可，这些药物如果在日本也被认可的话，相信慢性风湿性关节炎的治疗会进一步得到发展。

一方面，所谓的能够彻底治疗一切疾病的"基因疗法"也在快速发展。相信不久的将来一定能够彻底查明慢性风湿性关节炎的发病原因并开发出能够根治的药物。

另一方面，重要的是不能因为生病就放弃希望。就目前来看，如果能够早期开始治疗，对日常生活不会带来任何困扰。

掌握正确的知识并坚持正确的治疗，抱有一颗积极向上的心过好每一天的生活，这才是和慢性风湿性关节炎做斗争最高明的做法。

# 疑难病名及医学用语解说

## 第1章 风湿是什么样的疾病？

### 6页 逐渐明朗的风湿性疾病的病因

结节性多动脉炎：因为全身血管特别是小动脉的炎症，皮肤、肾脏、心脏以及神经系统等出现各种障碍。确切的发病原因尚不明确，一般认为由病毒感染或者药物的副作用引起。

胶原病：体内结合细胞与细胞的组织称为结缔组织，结缔组织含有胶原纤维的成分。胶原病就是胶原纤维发生病变的疾病，也就是慢性风湿性关节炎、全身性红斑狼疮、风湿热、全身性硬皮病、皮肌炎、结节性多动脉炎的总称。现在除了这6种疾病以外，舍格林综合征、大动脉炎综合征、过敏性血管炎等也被认为属于胶原病的类似疾病。不过，因为这些疾病的原因和发病情况不尽相同，专家之间也有不同意见，有的认为将风湿性疾病归为胶原病并不合适。最近也有结缔组织病的叫法。

溶血性链球菌：是A型溶血性链球菌的简称。通常情况下存在于咽喉部，也是感冒等疾病的原因。

**8页　风湿的分类**

关节外风湿：从广义来理解风湿，是"关节以及周围骨骼、肌肉等疼痛疾病"，包括关节以外产生的症状。如五十肩（五十岁肩膀酸痛）、腱炎、腱鞘炎、肌肉痛、神经痛等。

肌肉风湿：是主要在肌肉、肌膜、肌腱等组织产生肿痛的疾病的总称。这个定义比较模糊，原因是是否为风湿尚无定论。

慢性疲劳综合征：当疲劳感严重到日常生活无法顺利进行时，又没有发现其他的导致疲劳的疾病时可以怀疑为慢性疲劳综合征。主要的症状有低热、头痛、睡眠障碍等，有时伴有不出现红肿的关节痛。

瑞特综合征：支原体、耶尔森氏菌、衣原体等病原菌为发病原因，引起关节炎、尿道炎、结膜炎等症状。

病毒性关节炎：进入体内的病毒引起的关节炎。有风疹病毒等直接作用于关节引起炎症的病毒和作用于免疫引起免疫异常的病毒等。

真菌性关节炎：由念珠菌等所谓的霉菌的伙伴菌引起的关节炎。

强直性脊柱炎：是由腰部、臀部、股关节等部位的僵硬和疼痛开始，症状逐渐向上发展，不久脊柱强直，无法弯曲或者伸展。除了病毒和细菌感染外，和遗传因素也有很密切的关系。

假性痛风：由于某种原因，焦磷酸钙双水化物这一代谢物在关节内结晶而聚积引起炎症的疾病。症状以剧烈的关节肿痛开始，因为和痛风很相似所以称为假性痛风。

甲状腺或甲状旁腺疾病：甲状腺或者甲状旁腺的功能异常而引起的疾病。我们颈部有称为甲状腺和甲状旁腺2个腺体，分泌的激素过剩或者减少时，就会引起甲状腺（甲状旁腺）功能亢奋或者甲状腺（甲状旁腺）功能低下，全身就会出现各种症状，其中之一就是引起关节炎。

糖尿病性关节炎：糖尿病就是称为胰岛素的激素不足引起的疾病。眼睛、神经、肾脏等全身容易出现各种并发症，其中引起的关节炎就称为糖尿病性关节炎。

**12页　和风湿有着密切关系的"免疫"**

嗜中性粒细胞：白细胞中的一种，因为容易和中性色素反应而染色所以这样称呼。吞噬病原体，杀菌能力强，有些时候也会对本身组织产生攻击。

巨噬细胞：比嗜中性粒细胞更大的免疫细胞，可以更旺盛地吞噬病原体，而且，把吞噬的病原体降解成断片释放到自己表面，并把断片上贴上异物或者自己的标签。

T细胞：淋巴细胞的一种，有对病原体发出攻击指令的辅助性T细胞、负责攻击的细胞毒性T细胞和抑制攻击过度的抑制性T细胞3种类型。

B细胞：淋巴细胞的一种，接受T细胞的指令，针对病原体制造抗体，具有攻击的作用。

HLA：是一类糖蛋白，是具有高度多态性的同种异体抗原，有A、B、C、DR、DQ、DP 6种类型。这6种类型中各自又有无数的类型，比如说HLA-A型中有大约60种，HLA-B型中有大约110种类型。根据某种类型，可以了解到容易患某种疾病或者不容易患某种疾病。B53型对疟疾具有强抵抗力，在热带地区很多人都是B53型。此外，慢性风湿性关节炎患者中较多的是DR4，强制性脊柱炎和瑞特病患者中持B27型的患者比较多。HLA主要的作用就是针对感染的防御功能，存在于巨噬细胞的表面，有和病原体断片粘在一起向淋巴细胞传达信息的功能。

## 14页　免疫系统会攻击自身吗?

免疫球蛋白: 是制造抗体的蛋白质的一种 (简称 Ig) , 被病原体感染后会依次变化为M、G、D、A、E 5种类型。血液中最多的是IgG型抗体, IgA型存在于唾液、鼻涕、母乳、尿液中。IgE型是容易和花粉、特定食物起反应的抗体, 一般认为和花粉症等过敏性疾病有很密切的关系。

## 26页　炎症导致关节变形

肉芽: 由于外伤或者炎症机体组织受到伤害时, 为了修复由伤口周围长出的颗粒状结缔组织。

## 34页　全身出现的各种症状

唾液腺: 分泌唾液的器官, 大的有腮腺、颌下腺、舌下腺3个。

腮腺: 3个唾液腺中最重要的一个。这里出现炎症 (腮腺炎) 时耳朵下方肿痛。腮腺炎中由病毒引起的流行性疾病, 一般俗称 "流行性腮腺炎"。

心肌炎: 心内膜 (心脏内侧的膜) 和心膜 (包裹心脏的膜) 之间的肌肉组织称为心肌, 担当着收缩心脏的重要功能。心肌发生的炎症称为心肌炎。原因除了有细菌病毒的感染, 还有胶原病的并发症。症状根据发病原因有所不同，风湿性关节炎的情况下，以发热、喉咙疼痛、咳嗽等感冒症状开始，继续恶化的话会导致脉律不齐和心脏功能不全（心脏的末期状态）。

心膜炎：包裹心脏的膜称为心膜，还可以称为心外膜。这个膜发生炎症叫心膜炎。原因除了有胶原病的并发症、细菌和病毒的感染、恶性肿瘤的转移，还有心肌梗死等心脏手术后引起。初期基本上没有自觉症状，随着病情发展会出现胸痛和呼吸困难。

## 第2章 风湿的检查和诊断

### 60页 需要定期检查贫血情况和药物副作用

微升：微表示百万分之一。1微升等于1升的百万分之一。

血肌酐：血液（血清）中所含的肌酐。肌酐是肌肉中含有的肌酸分解之后产生的物质。肌酸是肌肉活动时转化为能量的物质，肌酐就是它的代谢产物。通常情况下由肾脏过滤排泄到尿液中，当肾功能出现障碍时，会出现在血液中。

### 72页 表现出类似症状的疾病有很多

横纹肌：手足肌肉和面部肌肉等能够随意（自己的意志）活动的肌肉，又叫随意肌。因为随意肌用显微镜可以看到无数的横纹，故名。另外，心肌和血管壁肌肉是不能随意活动的肌肉叫不随意肌，或者称为平滑肌。

### 第3章　治疗的关键——药物疗法

#### 86页　用哪些疗法来治疗疾病？

骨、软骨破坏治疗剂：是通过药物对风湿发展破坏的骨、软骨组织进行修复的高端治疗，以及在这个过程中使用的药物。目前研究正在进行，相信今后会有更大的突破。

#### 94页　阻断疼痛的非类固醇类抗炎药

花生四烯酸：是构成细胞膜的不饱和脂肪酸的一种，是体内不能够合成的必需脂肪酸。主要通过肉、蛋等动物性脂肪摄取，由动物性脂肪所含的亚油酸或者亚麻酸合成。不过，现代人的饮食生活基本上不会出现摄取不足，过量摄入会导致动脉硬化、高血压、炎症性疾病、过敏性疾病等。

#### 108页　作用和副作用都很显著的"类固醇类抗炎药"是什么？

肾上腺：在肾脏的上端，是分泌各种激素的内分泌器官。由肾上腺髓质和肾上腺皮质构成。

肾上腺皮质激素：是由肾上腺皮质分泌的激素的

总称，有和碳水化合物的代谢有关的糖皮质激素、和钠离子代谢有关的醛固酮、和生殖功能有关的性激素。其中，糖皮质激素具有免疫和抑制炎症的功能，人工合成的这类药称为类固醇类药，用于自我免疫性疾病和过敏性疾病的治疗。

### 114页　类固醇类药的问题

类固醇型白内障：类固醇类药物的副作用引起的白内障。白内障就是眼球中的称为晶状体的部分出现混浊而引起的视力障碍，如果继续发展的话很难看到物体，最后只能感受到光。治疗方法，目前只有通过手术摘除混浊的晶状体，然后通过植入晶状体或者佩戴眼镜来纠正，可以恢复视力。

类固醇型绿内障：类固醇类药物的副作用引起的绿内障。眼球中，在外侧壁的内侧存有称为房水的液体，外侧壁的弹力和房水的量保持着一定的"眼压"。类固醇型绿内障就是眼压异常升高压迫视神经，从而视野和视力产生障碍的疾病，发展下去可能导致失明。类固醇型绿内障的情况下，停止用药后眼压可以恢复正常，但是一旦视神经受损就无法挽回，所以定期的检查和早期发现很重要。

类固醇型肌症：作为类固醇类药物的副作用，有时会出现四肢肌肉力量急剧下降、肌肉萎缩等症状，这称为类固醇型肌症，因无法站立或者下蹲而自我察觉的比较多见。

**118页 通过生物工艺技术而研发的"生物制剂"**

细胞凋亡：细胞膜和细胞质正常的情况下，核中的染色质发生凝缩，不久细胞全体出现萎缩死亡的现象。细胞经常处于生和死的循环，通常细胞死的情况下，是和这个过程相反的，首先由细胞膜和细胞质发生异变，核可以保持较长的正常状态直到最后。

第4章 提高生活质量

**128页 家庭中可以实施的温热疗法**

石蜡：固体烷烃的混合物，通常情况下加热后容易熔解，是蜡烛的原材料。温热疗法中用到的是医疗用的固体石蜡。此外，市面上还有类似果冻状包装的产品。